健康智多星 青少年健康科普系列丛书

智 防
传染病

总主编 钱海红 曾 艺

主 编 应天雷

编 委 张一然 杜铁帅

复旦大学 出版社

图书在版编目 (CIP) 数据

智防传染病/应天雷主编. —上海：复旦大学出版社，2024.6
（"健康智多星"青少年健康科普系列丛书/钱海红，曾艺总主编）
ISBN 978-7-309-15911-0

Ⅰ.①智⋯　Ⅱ.①应⋯　Ⅲ.①传染病防治-青少年读物　Ⅳ.①R183-49

中国版本图书馆 CIP 数据核字（2021）第 178491 号

智防传染病　"健康智多星"青少年健康科普系列丛书
钱海红　曾　艺　总主编　　应天雷　主　编
责任编辑/夏梦雪
美术总监/汤筠冰
漫画绘制/南京酷朗文化传媒有限公司

复旦大学出版社有限公司出版发行
上海市国权路 579 号　邮编：200433
网址：fupnet@ fudanpress.com　http：//www.fudanpress.com
门市零售：86-21-65102580　　团体订购：86-21-65104505
出版部电话：86-21-65642845
上海丽佳制版印刷有限公司

开本 787 毫米×1092 毫米　1/16　印张 7.25　字数 109 千字
2024 年 6 月第 1 版
2024 年 6 月第 1 版第 1 次印刷

ISBN 978-7-309-15911-0/R · 1904
定价：36.00 元

序言

自人类诞生以来，传染病始终与人类文明的发展相互交织：从古老的结核病、麻疹，到儿童、青少年易感的水痘、手足口病……在防治传染病的过程中，最有力的武器就是科学。只有我们真正了解传染病的发病机制和传播扩散过程，懂得科学有效的防护措施，树立正确的传染病防治观念，才能真正保护自己，保护身边的家人、朋友。

战胜病毒，防范感染，加强青少年的健康科普教育尤为重要。复旦大学健康传播研究所邀请我主编"健康智多星"青少年健康科普系列丛书的《智防传染病》，聚焦青少年多发的主要传染病种，通过贴近生活的故事讲述，以广受欢迎的漫画形式，向广大青少年读者传递科学知识，帮助大家充分了解、理性对待传染病，养成健康生活的良好个人习惯，筑牢战胜传染病的自身免疫屏障。在这本轻松幽默的科普漫画中，我本人也化身漫画人物，带领小朋友们走近传染病，了解传染病，科学防治，以"智"取胜。

希望每位翻开"健康智多星"系列丛书的读者，都能在与书中主角们遨游科学奇妙世界的过程中，掌握有益的科学知识，收获通往健康平安生活之门的"金钥匙"。

2024年3月

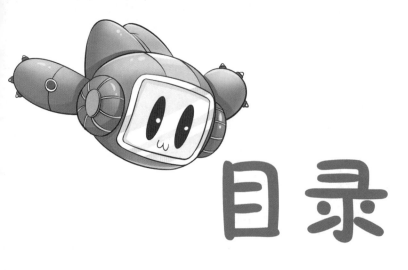

目录

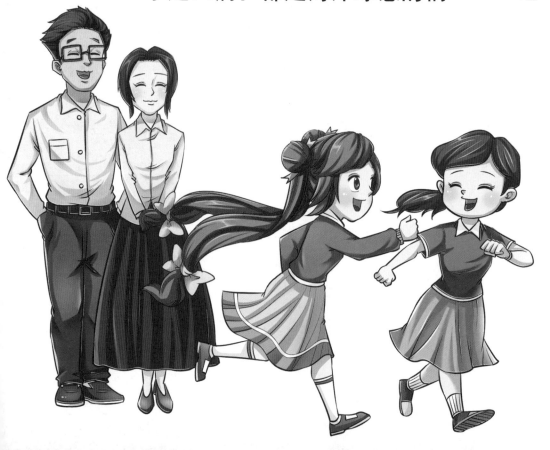

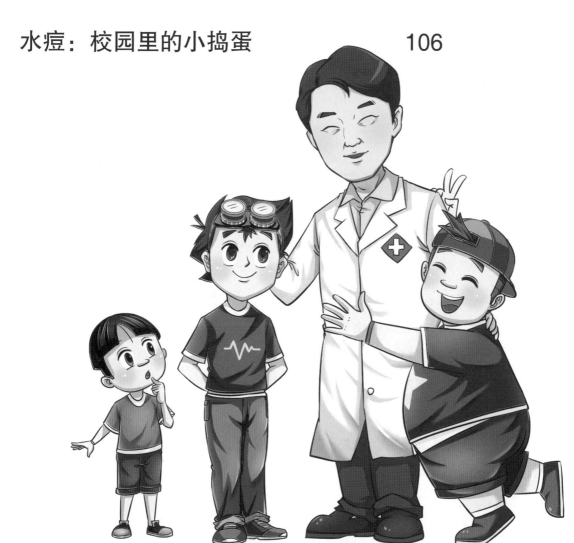

人物简介

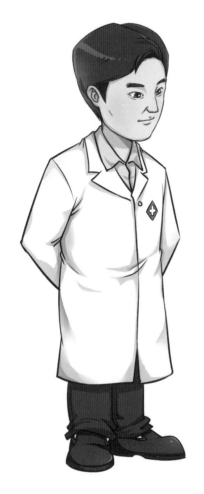

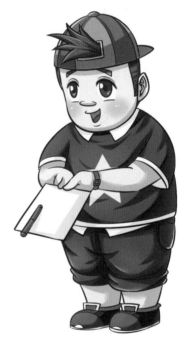

应天雷：复旦大学基础医学院特聘教授，博士生导师，上海合成免疫工程技术研究中心主任，上海市肺部炎症与损伤重点实验室副主任，治疗性疫苗国家工程实验室执行主任。

阿虎：男，12岁，小智的同班同学，体胖爱吃，最喜欢的食物是冰激凌。虎头虎脑，反应慢半拍，正义感强，喜欢冒险。

伊宝：小智在爸爸的实验室创造出的超智能机器萌宠，平时软萌可爱，拥有超强储存、时空穿越、武器攻击和强力保护等各类魔法技能，喜欢唱歌。

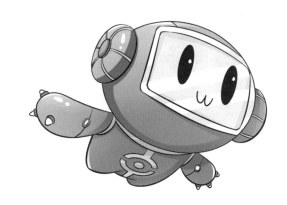

小智：男，12岁，初中预备班学生，爱好科学，好学善思，喜欢实验研究和创造发明，是学校里小有名气的"小科学家"。小智的爸爸是人工智能领域的大学教授，妈妈是医生。

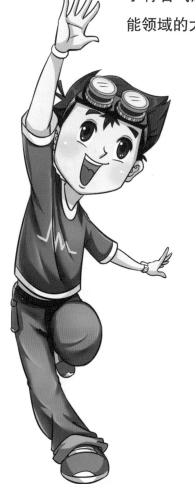

萱萱：女，8岁，小学二年级学生，小智的妹妹，开朗可爱、充满童真，喜欢问十万个"为什么"。

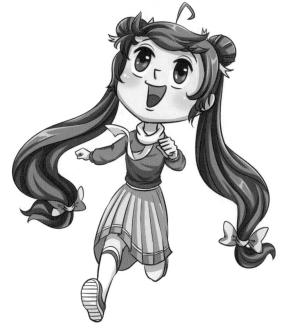

病毒性肺炎：
"病毒星球" 的探险

到了病毒性肺炎等呼吸道传染病高发期，小智和萱萱的妈妈作为医生，一直在医院忙碌着。

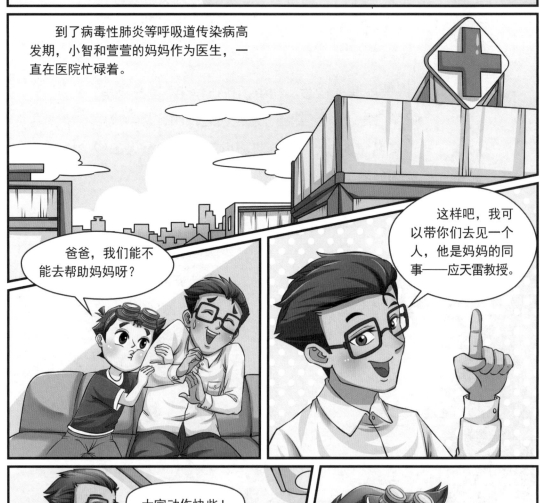

爸爸，我们能不能去帮助妈妈呀？

这样吧，我可以带你们去见一个人，他是妈妈的同事——应天雷教授。

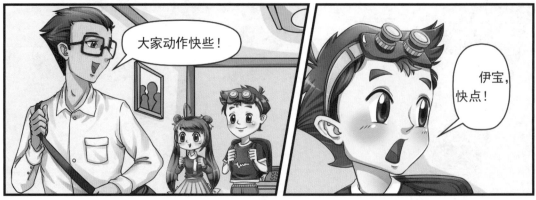

大家动作快些！

伊宝，快点！

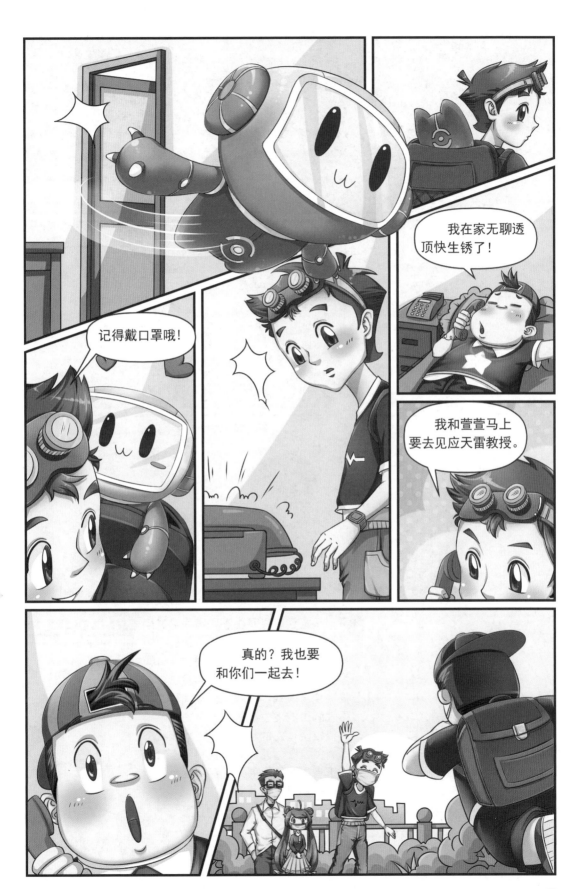

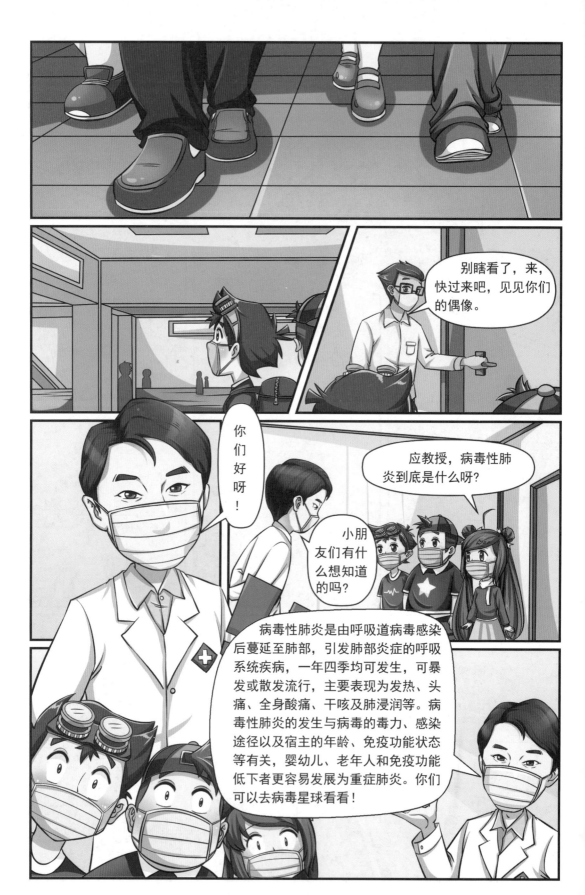

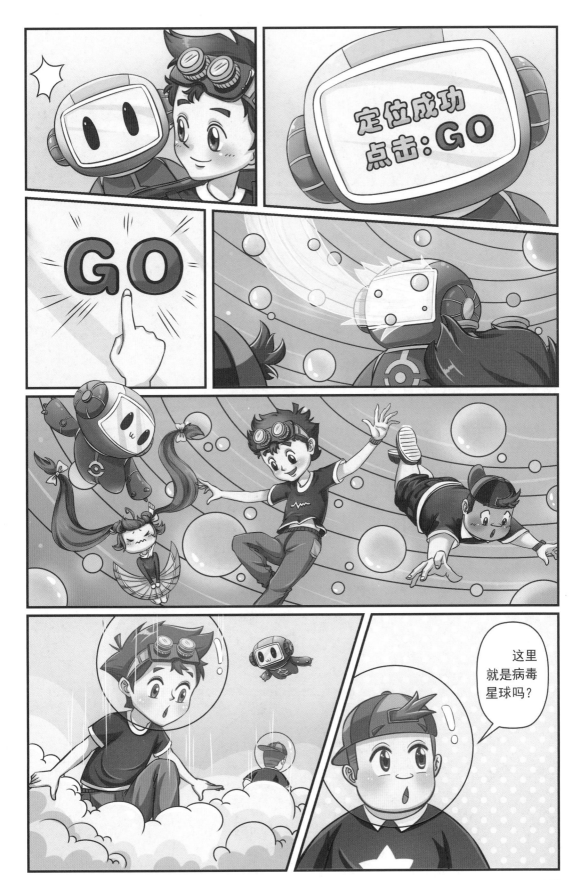

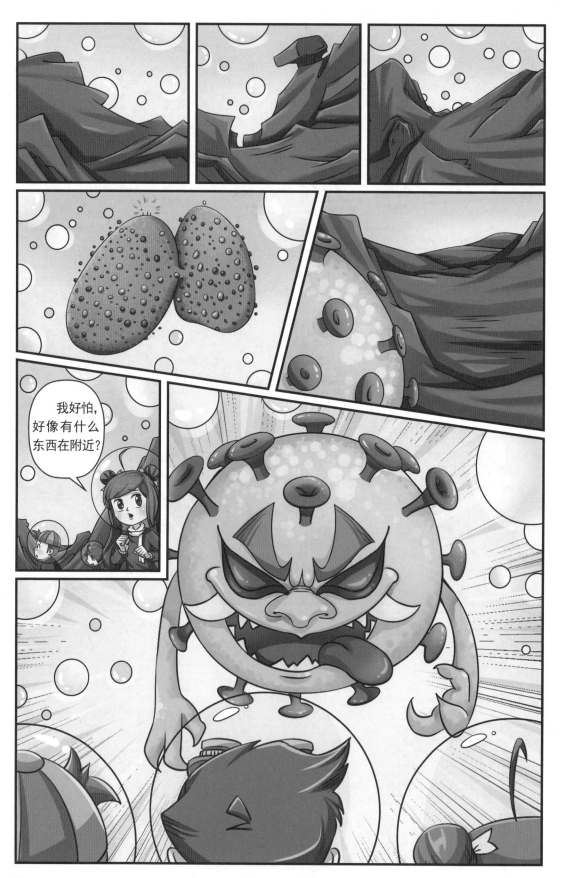

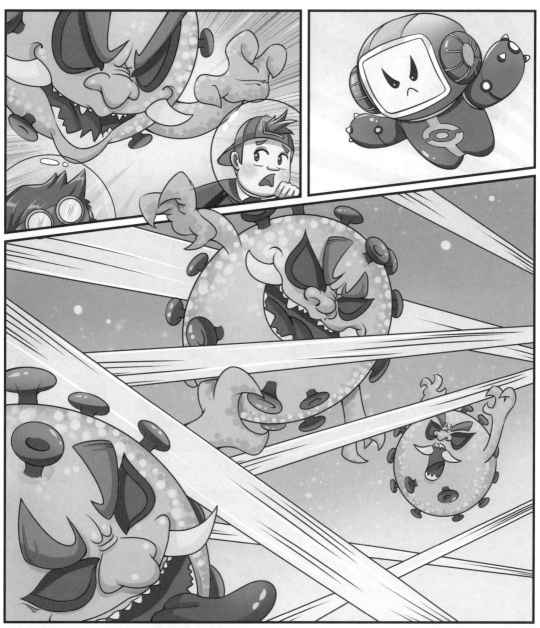
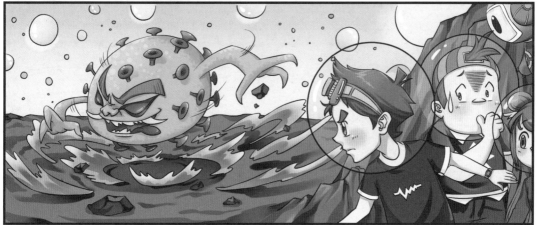

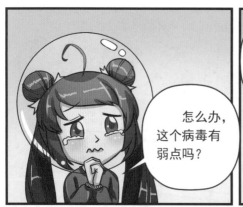

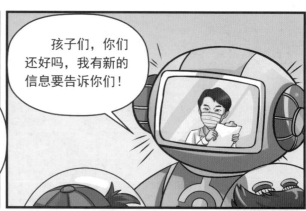

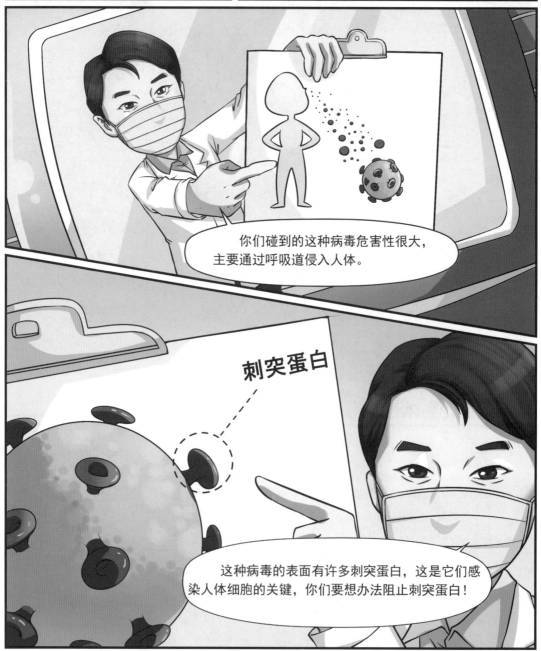

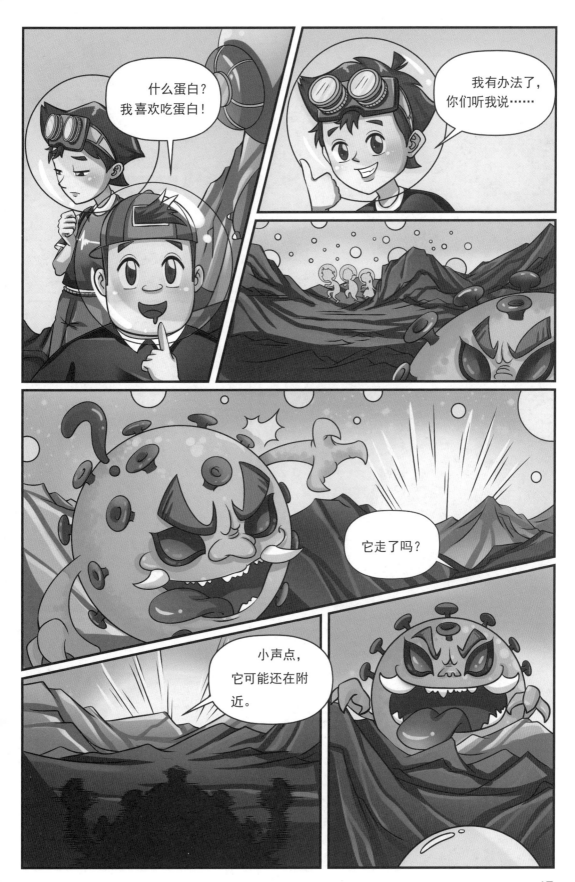

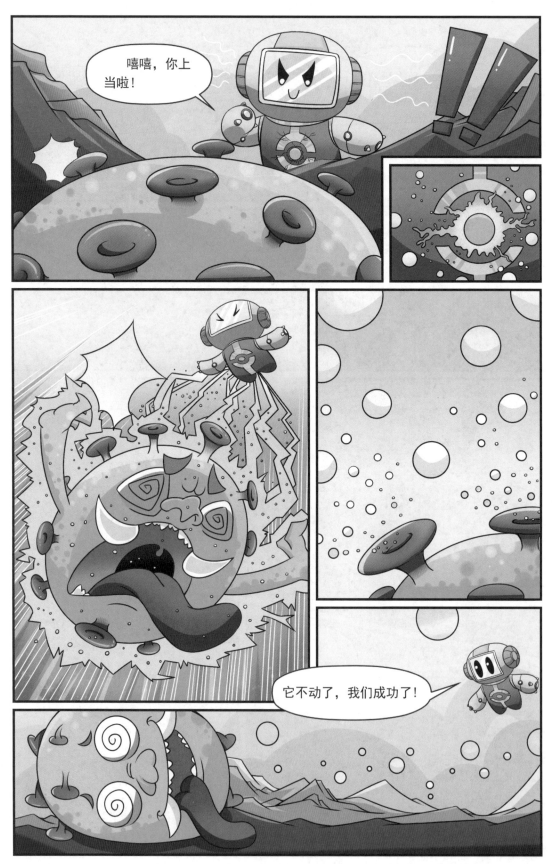

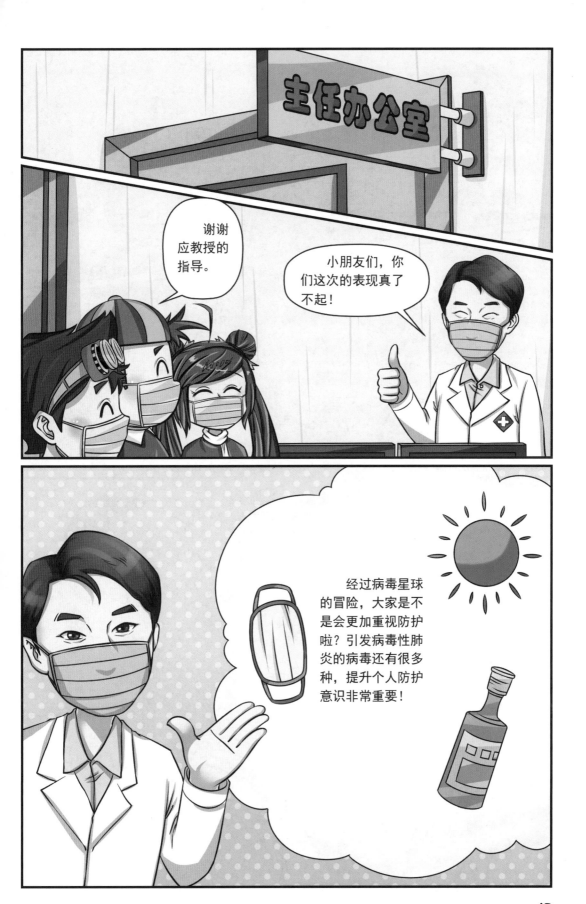

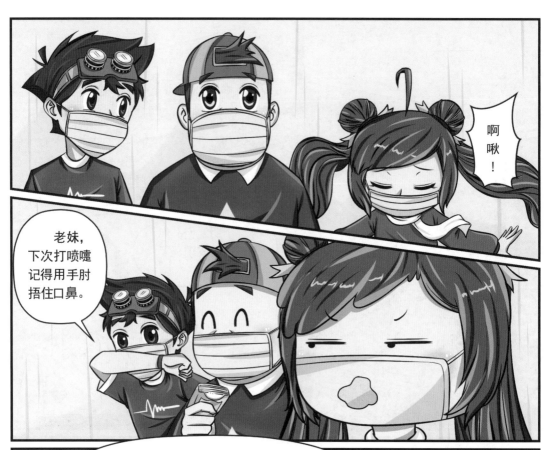

啊啾！

老妹，下次打喷嚏记得用手肘捂住口鼻。

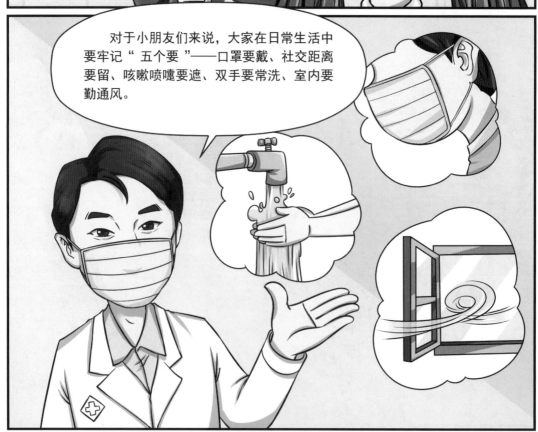

对于小朋友们来说，大家在日常生活中要牢记"五个要"——口罩要戴、社交距离要留、咳嗽喷嚏要遮、双手要常洗、室内要勤通风。

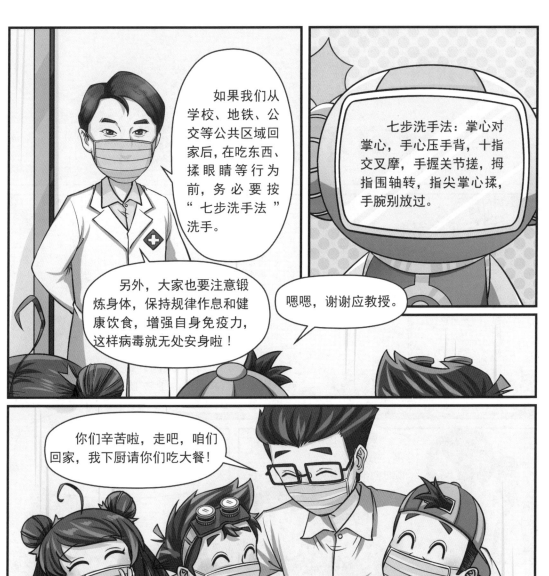

如果我们从学校、地铁、公交等公共区域回家后，在吃东西、揉眼睛等行为前，务必要按"七步洗手法"洗手。

七步洗手法：掌心对掌心，手心压手背，十指交叉摩，手握关节搓，拇指围轴转，指尖掌心揉，手腕别放过。

另外，大家也要注意锻炼身体，保持规律作息和健康饮食，增强自身免疫力，这样病毒就无处安身啦！

嗯嗯，谢谢应教授。

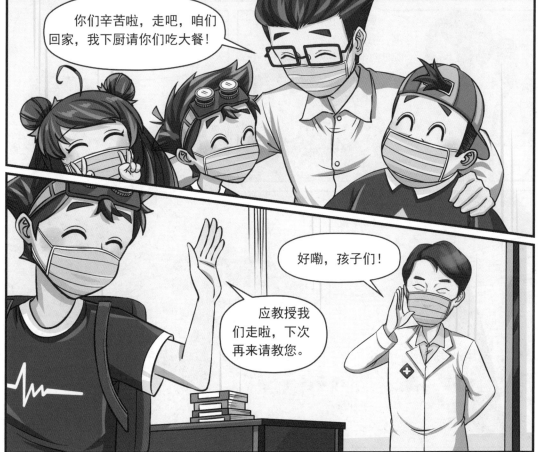

你们辛苦啦，走吧，咱们回家，我下厨请你们吃大餐！

好嘞，孩子们！

应教授我们走啦，下次再来请教您。

流感：

我可不是普通感冒

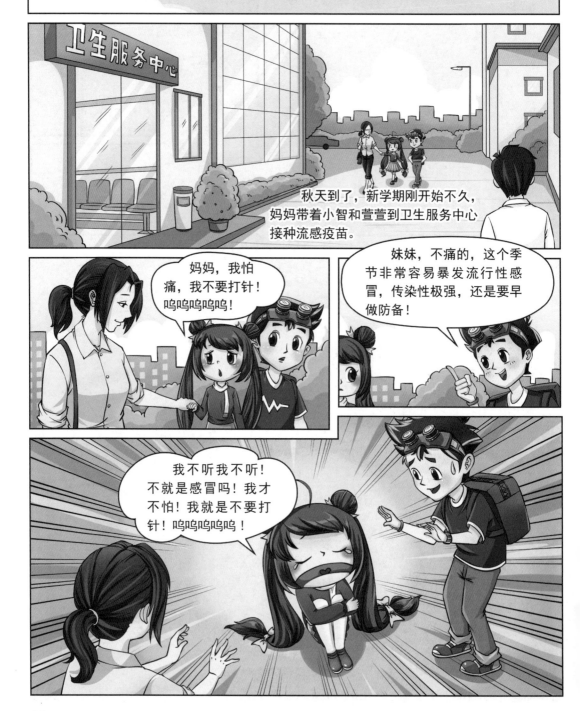

秋天到了，新学期刚开始不久，妈妈带着小智和萱萱到卫生服务中心接种流感疫苗。

妈妈，我怕痛，我不要打针！呜呜呜呜呜！

妹妹，不痛的，这个季节非常容易暴发流行性感冒，传染性极强，还是要早做防备！

我不听我不听！不就是感冒吗！我才不怕！我就是不要打针！呜呜呜呜呜！

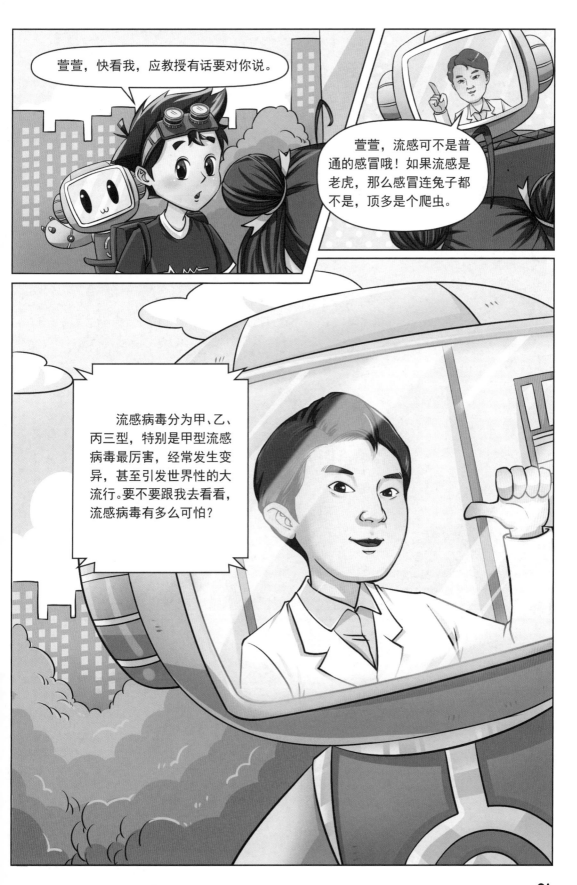

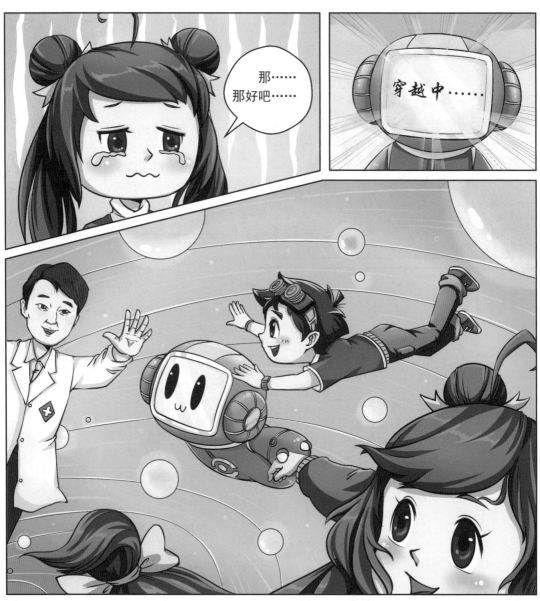

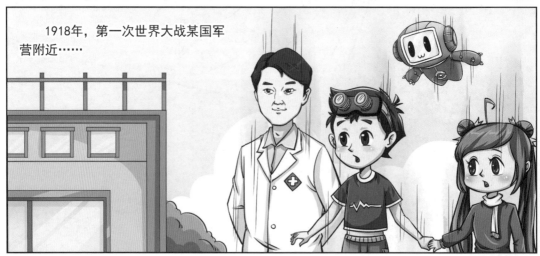

1918年，第一次世界大战某国军营附近……

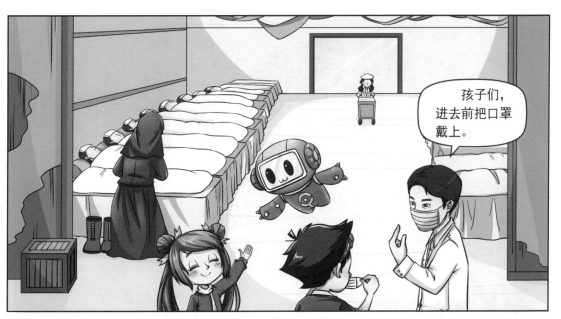

孩子们，进去前把口罩戴上。

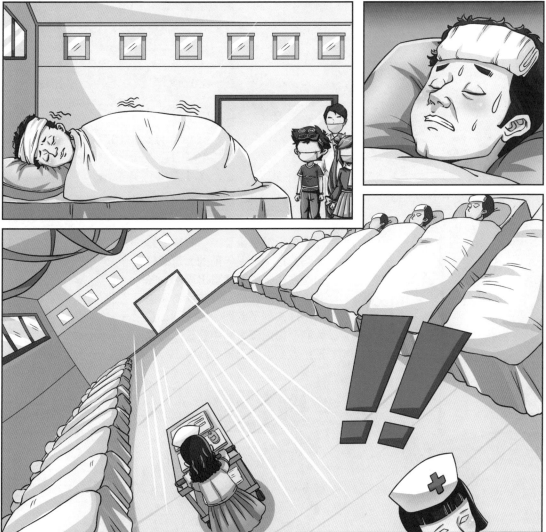

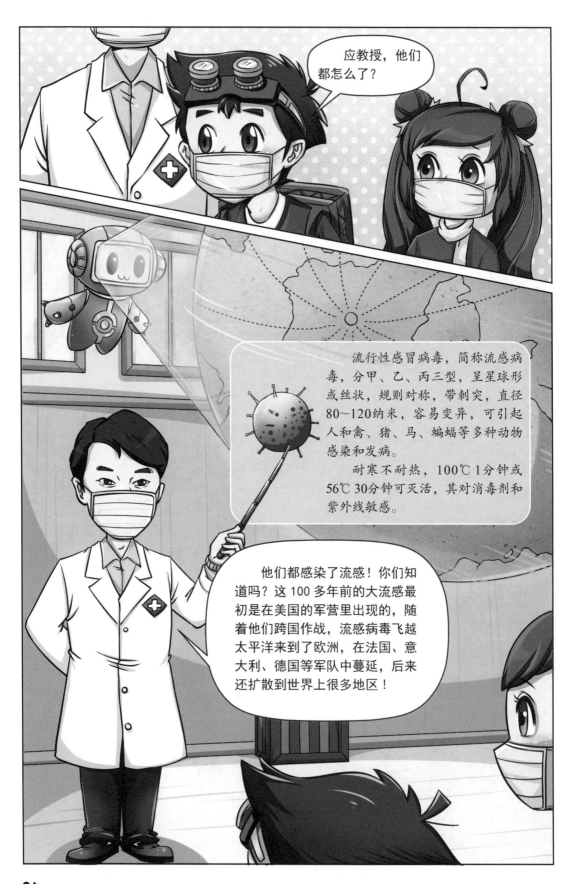

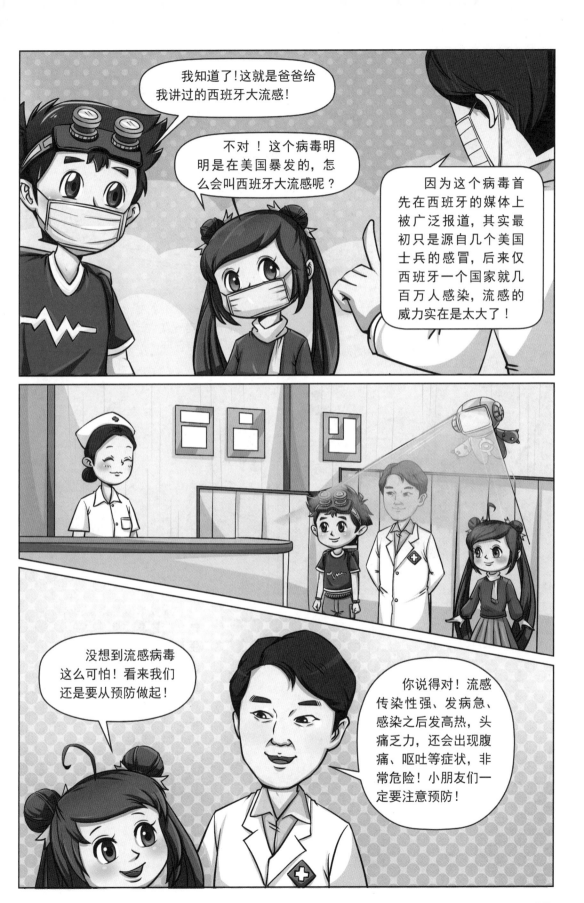

25

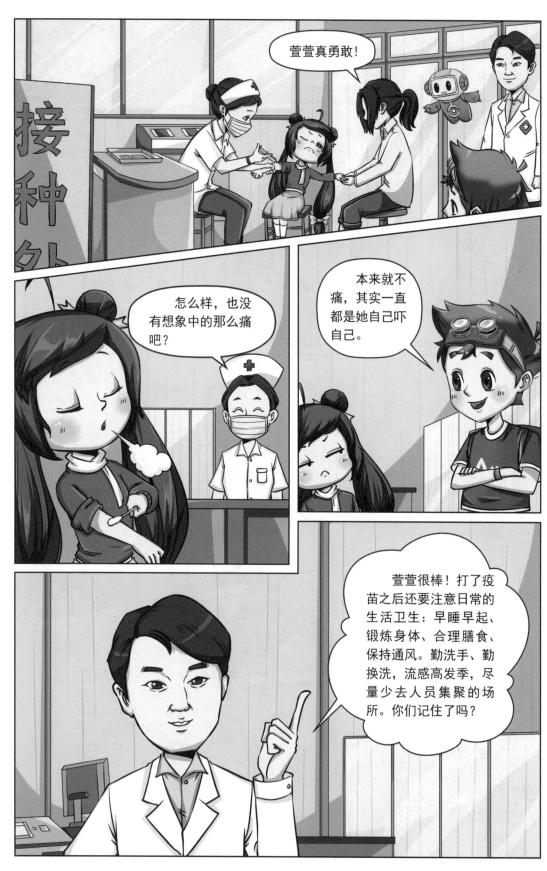

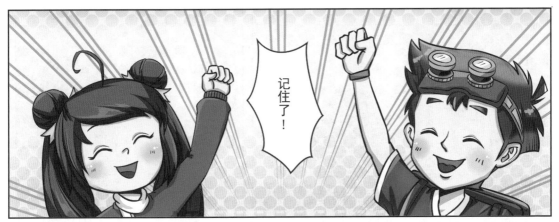

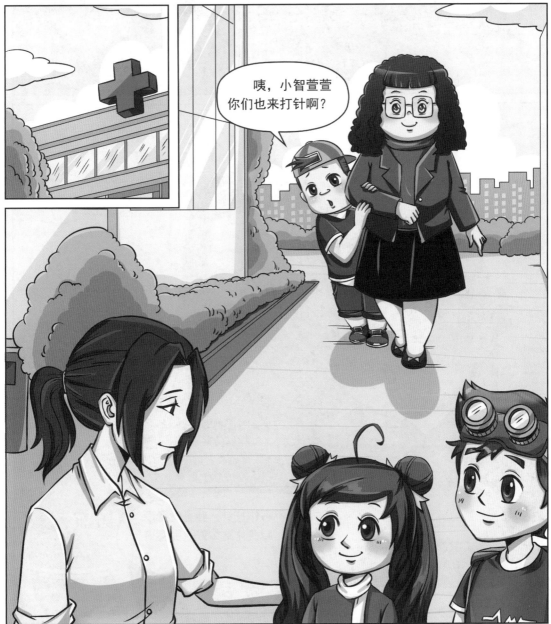

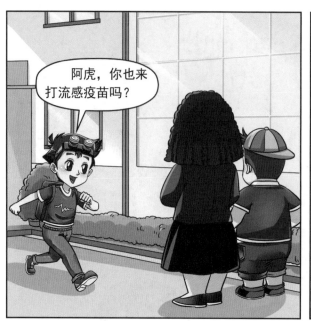

阿虎，你也来打流感疫苗吗？

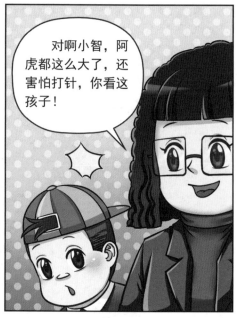

对啊小智，阿虎都这么大了，还害怕打针，你看这孩子！

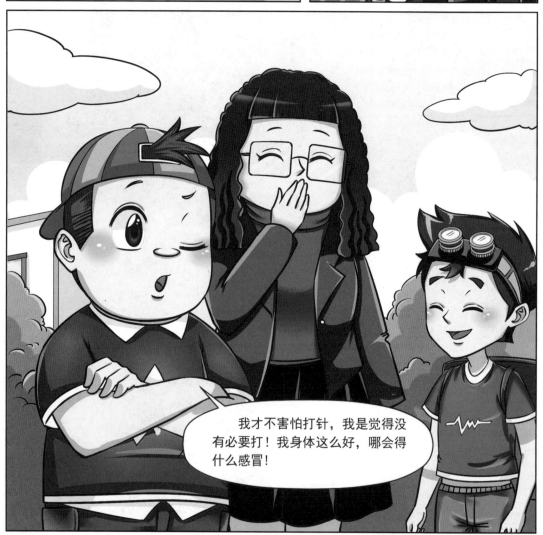

我才不害怕打针，我是觉得没有必要打！我身体这么好，哪会得什么感冒！

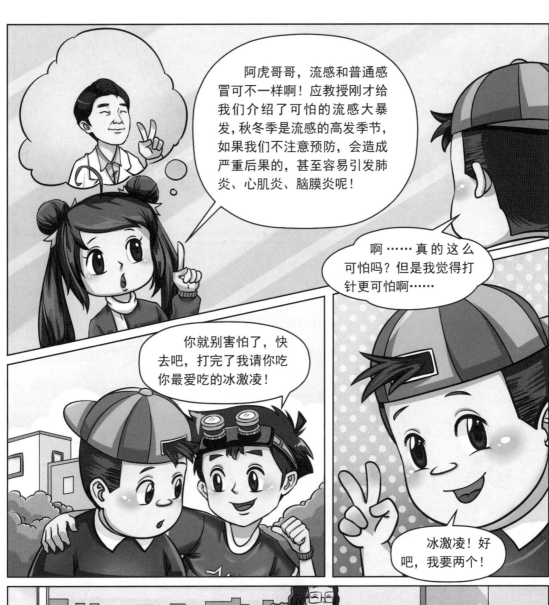

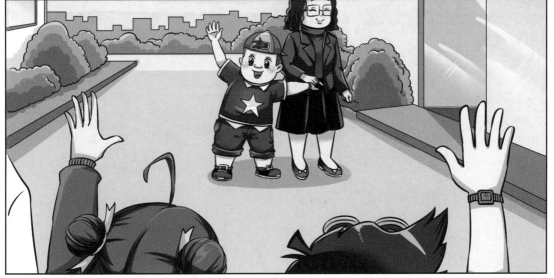

诺如病毒：

胃肠道里的"急旋风"

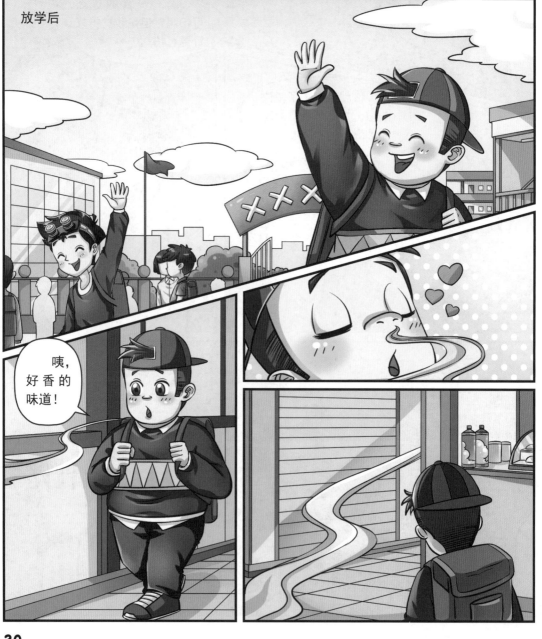

放学后

咦，好香的味道！

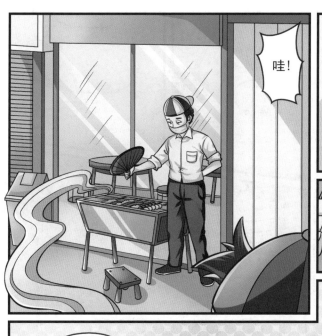

哇!

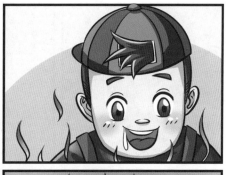

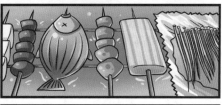

附近没有同学,你现在吃一点没有人会知道的。你看那个串串,它不香吗?

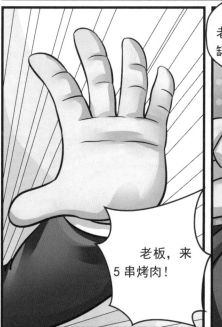

老板,来5串烤肉!

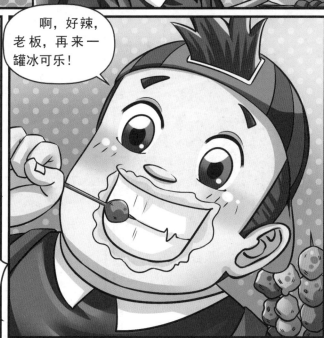

啊,好辣,老板,再来一罐冰可乐!

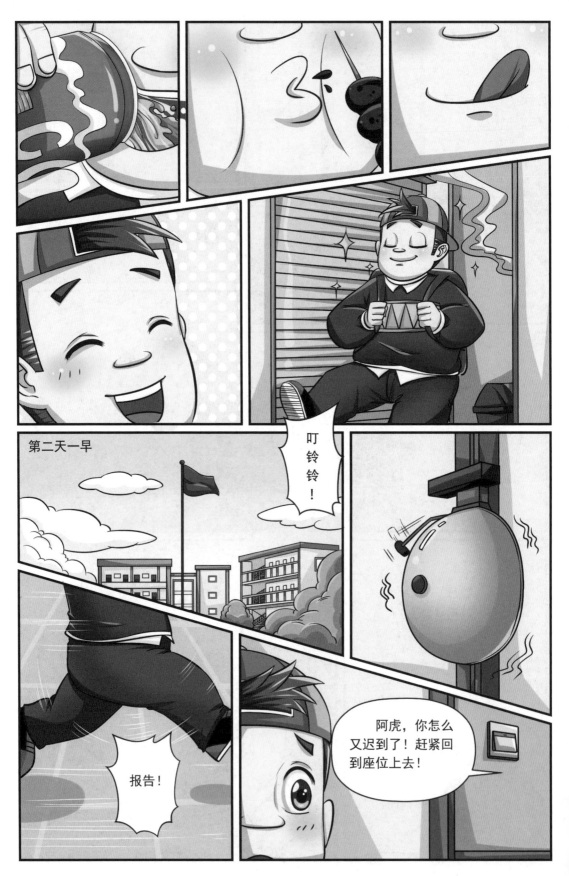

第二天一早

叮铃铃！

报告！

阿虎，你怎么又迟到了！赶紧回到座位上去！

32

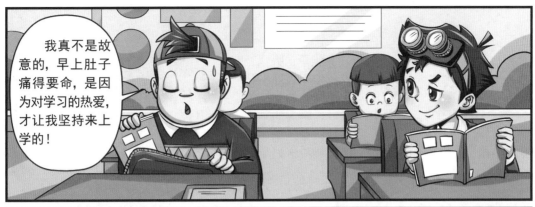

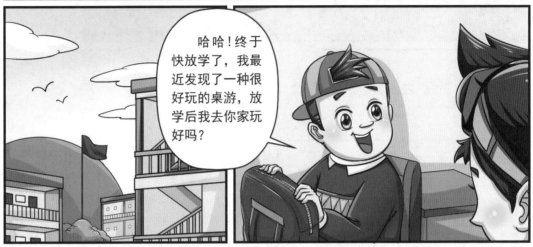

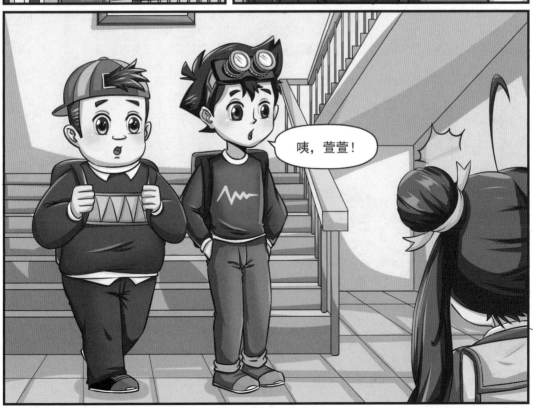

33

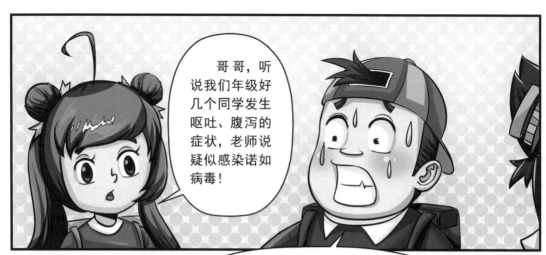

哥哥，听说我们年级好几个同学发生呕吐、腹泻的症状，老师说疑似感染诺如病毒！

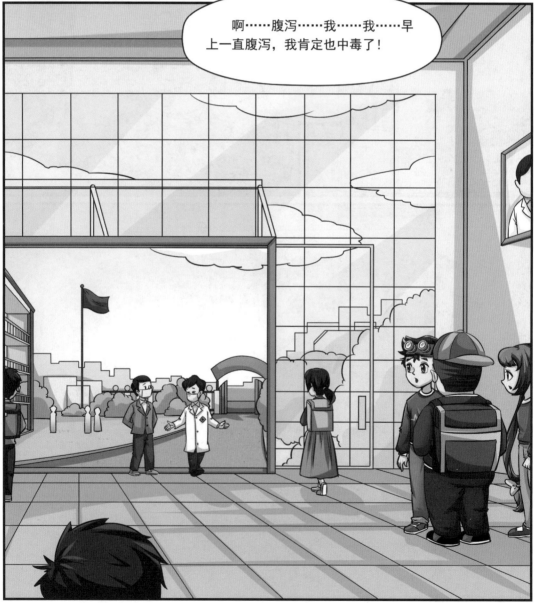

啊……腹泻……我……我……早上一直腹泻，我肯定也中毒了！

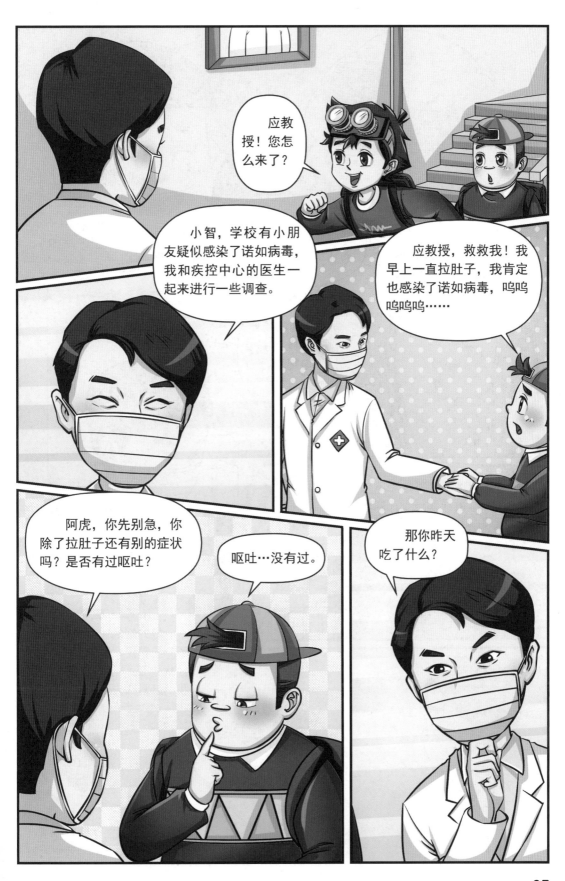

35

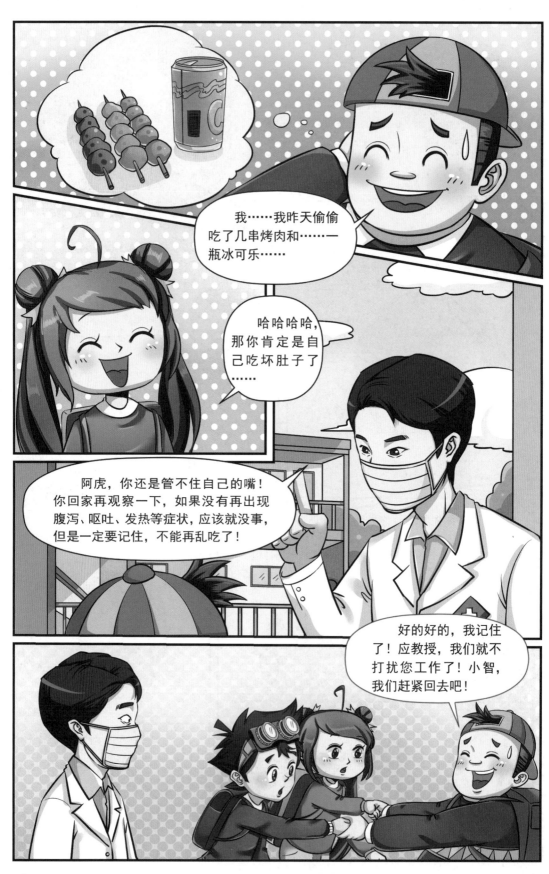

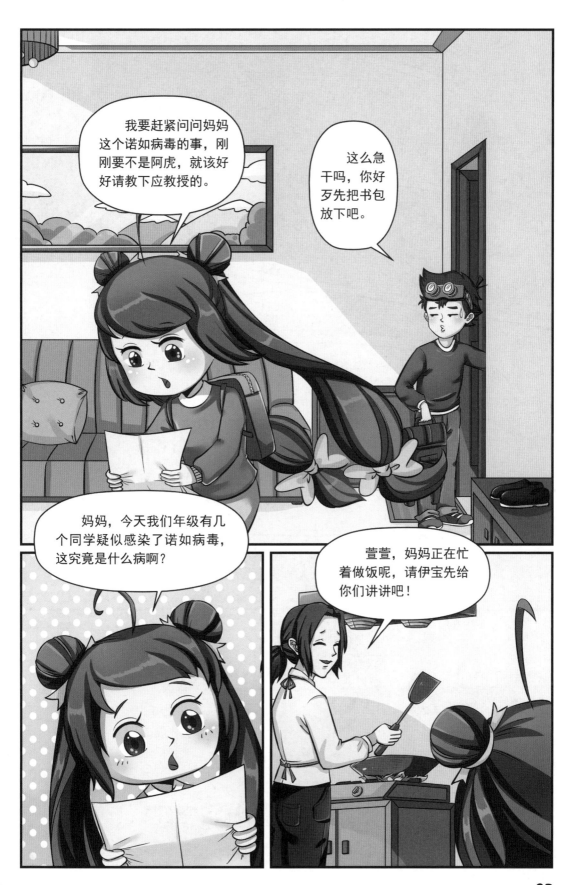

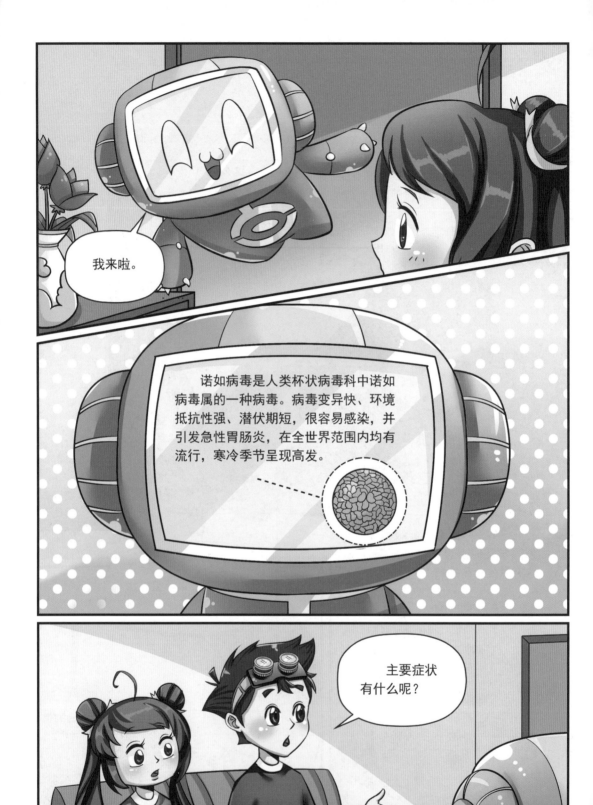

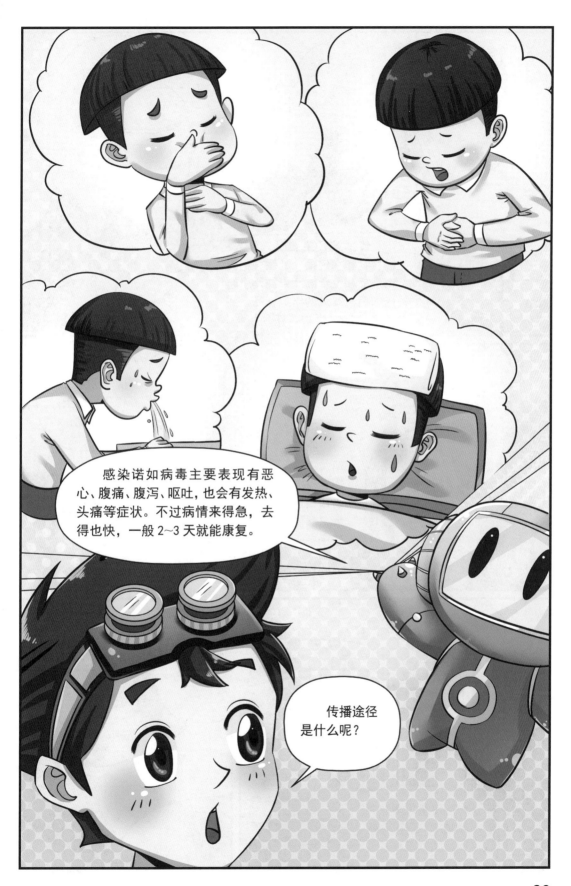

感染诺如病毒主要表现有恶心、腹痛、腹泻、呕吐，也会有发热、头痛等症状。不过病情来得急，去得也快，一般 2~3 天就能康复。

传播途径是什么呢？

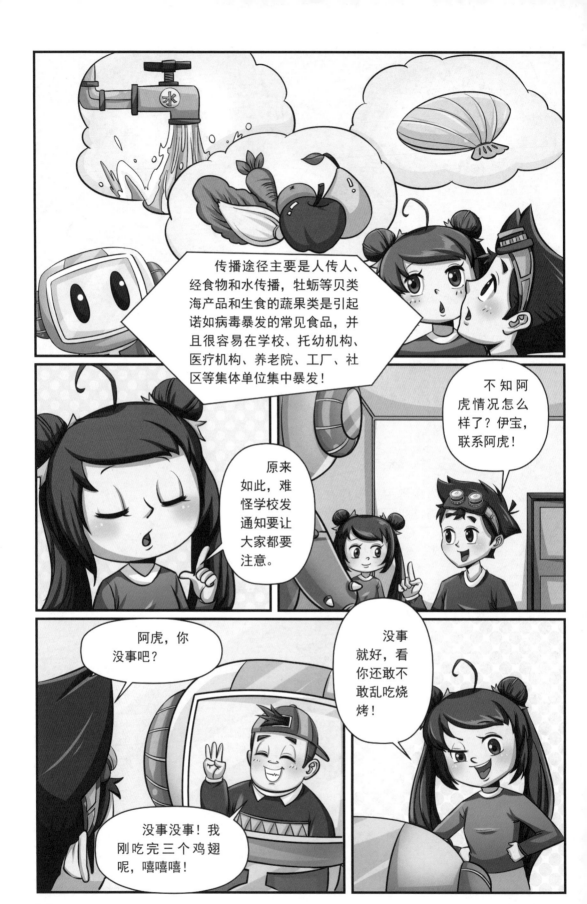

40

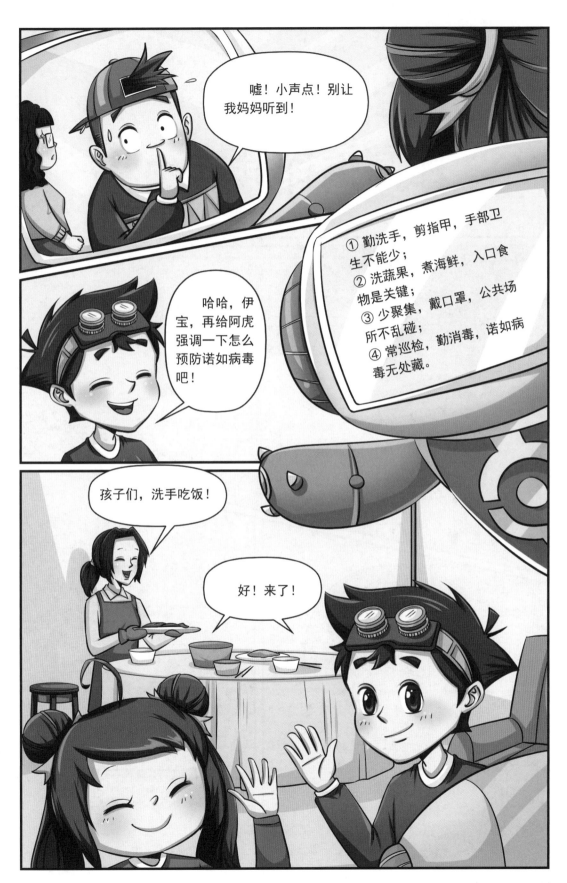

手足口病：
都是海洋球惹的祸

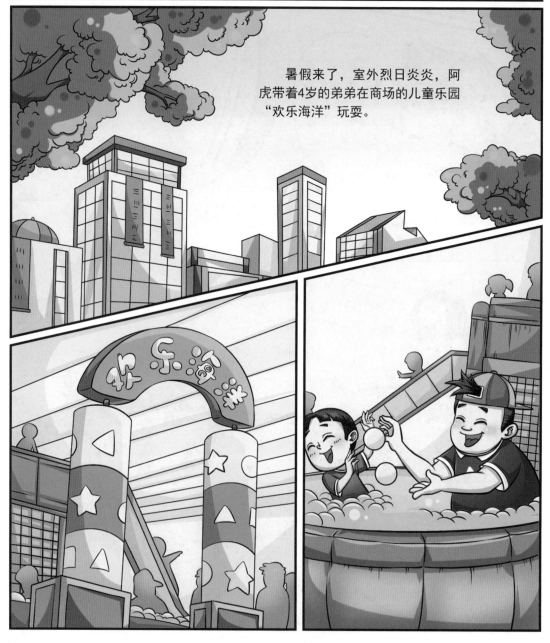

暑假来了，室外烈日炎炎，阿虎带着4岁的弟弟在商场的儿童乐园"欢乐海洋"玩耍。

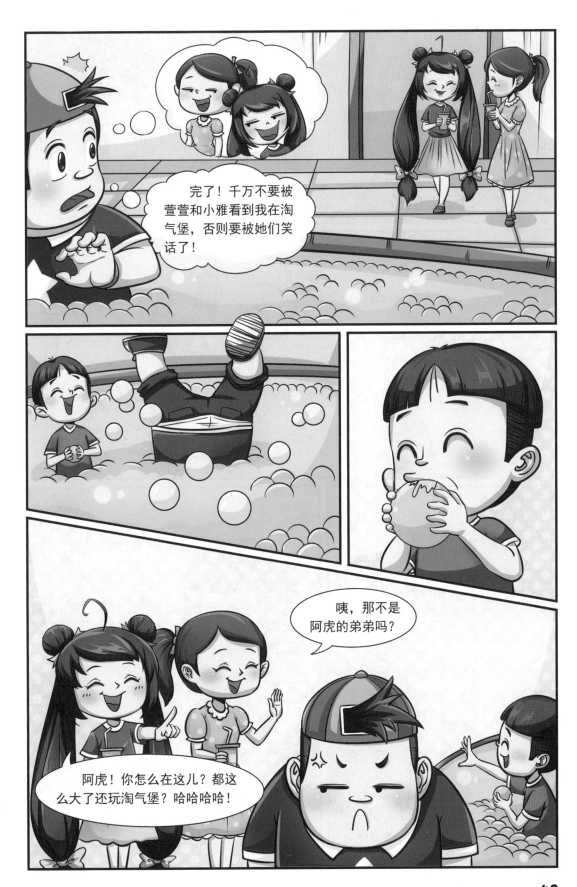

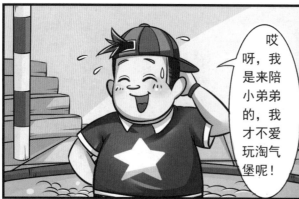

哎呀，我是来陪小弟弟的，我才不爱玩淘气堡呢！

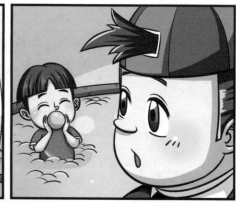

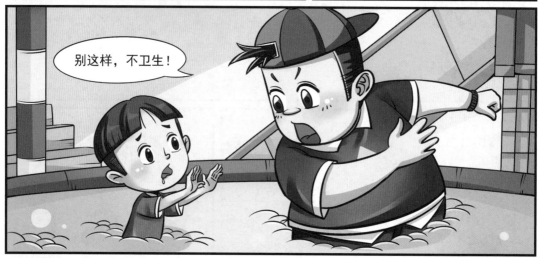

别这样，不卫生！

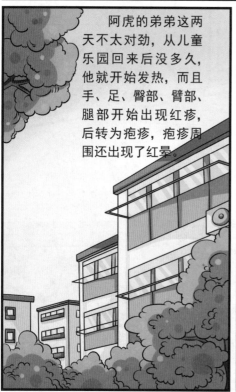

阿虎的弟弟这两天不太对劲，从儿童乐园回来后没多久，他就开始发热，而且手、足、臀部、臂部、腿部开始出现红疹，后转为疱疹，疱疹周围还出现了红晕。

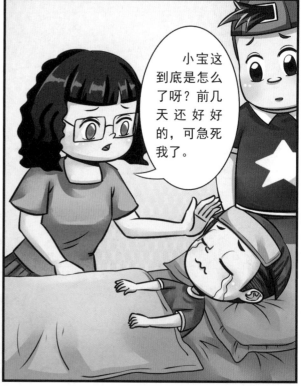

小宝这到底是怎么了呀？前几天还好好的，可急死我了。

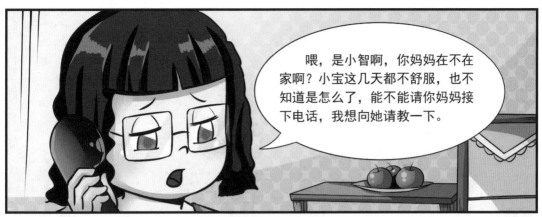

喂，是小智啊，你妈妈在不在家啊？小宝这几天都不舒服，也不知道是怎么了，能不能请你妈妈接下电话，我想向她请教一下。

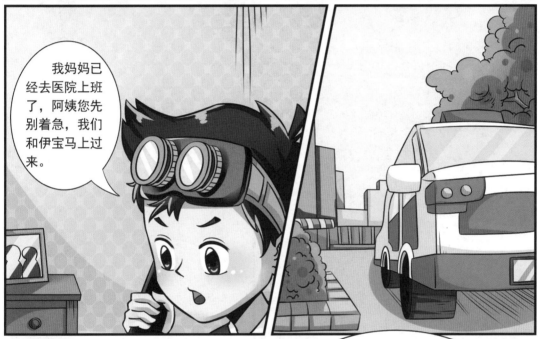

我妈妈已经去医院上班了，阿姨您先别着急，我们和伊宝马上过来。

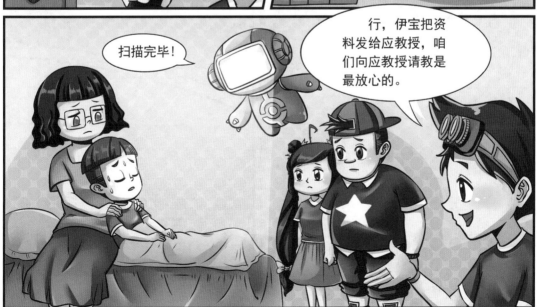

扫描完毕！

行，伊宝把资料发给应教授，咱们向应教授请教是最放心的。

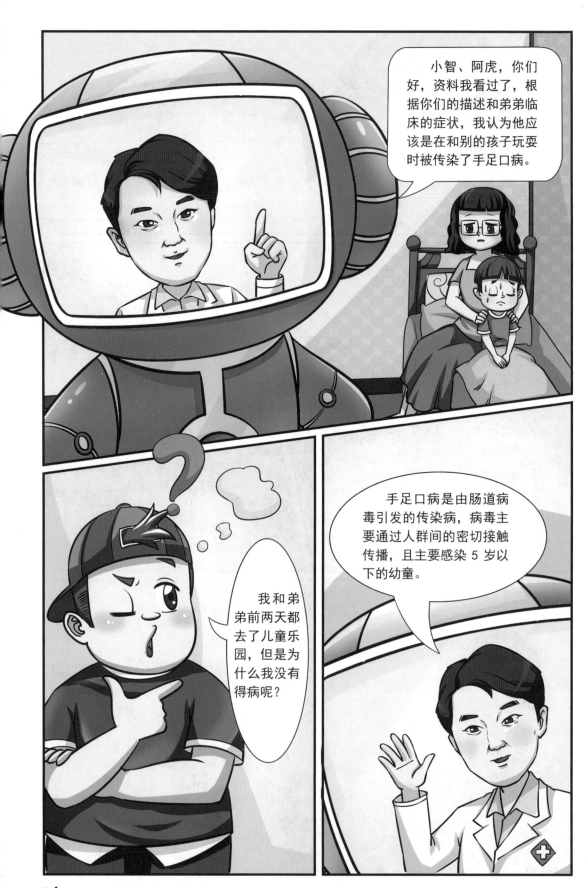

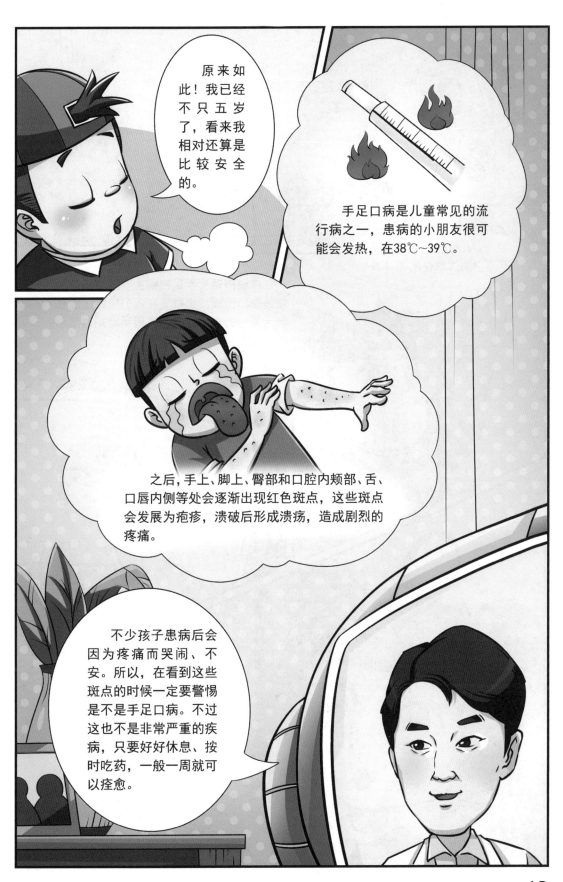

原来如此！我已经不只五岁了，看来我相对还算是比较安全的。

手足口病是儿童常见的流行病之一，患病的小朋友很可能会发热，在38℃～39℃。

之后，手上、脚上、臀部和口腔内颊部、舌、口唇内侧等处会逐渐出现红色斑点，这些斑点会发展为疱疹，溃破后形成溃疡，造成剧烈的疼痛。

不少孩子患病后会因为疼痛而哭闹、不安。所以，在看到这些斑点的时候一定要警惕是不是手足口病。不过这也不是非常严重的疾病，只要好好休息、按时吃药，一般一周就可以痊愈。

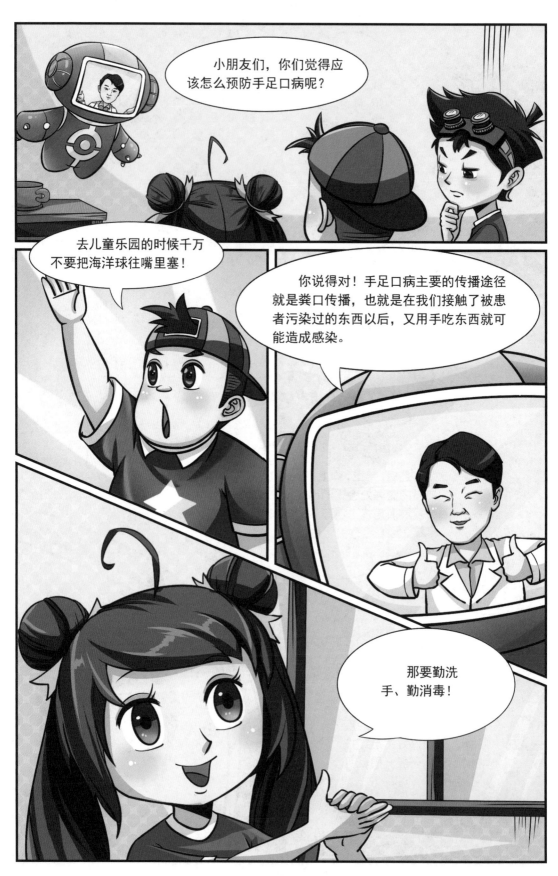

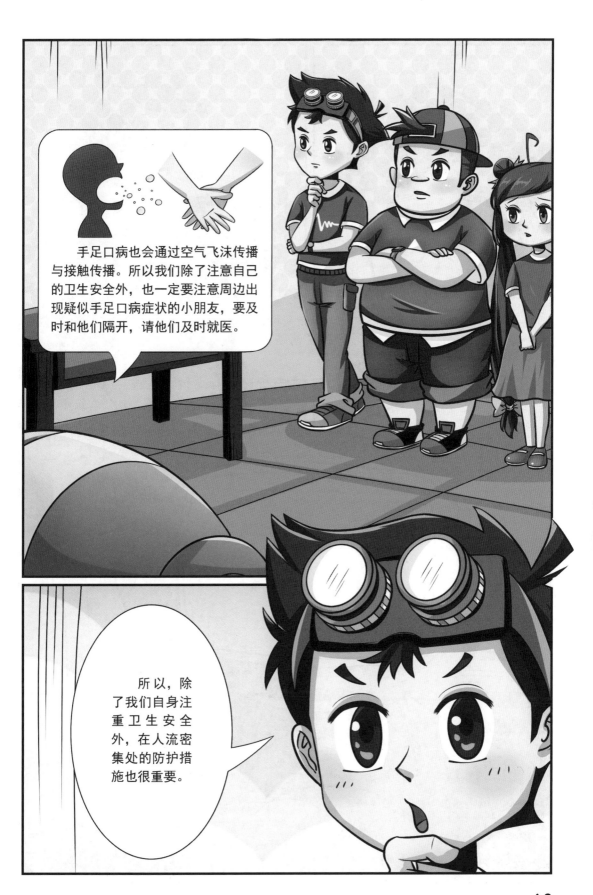

手足口病也会通过空气飞沫传播与接触传播。所以我们除了注意自己的卫生安全外，也一定要注意周边出现疑似手足口病症状的小朋友，要及时和他们隔开，请他们及时就医。

所以，除了我们自身注重卫生安全外，在人流密集处的防护措施也很重要。

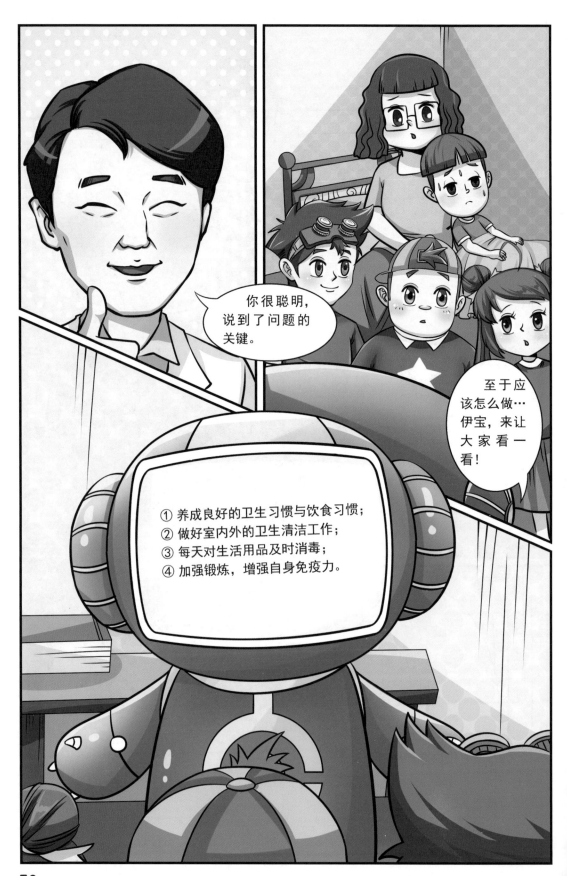

你很聪明，说到了问题的关键。

至于应该怎么做…伊宝，来让大家看一看！

① 养成良好的卫生习惯与饮食习惯；
② 做好室内外的卫生清洁工作；
③ 每天对生活用品及时消毒；
④ 加强锻炼，增强自身免疫力。

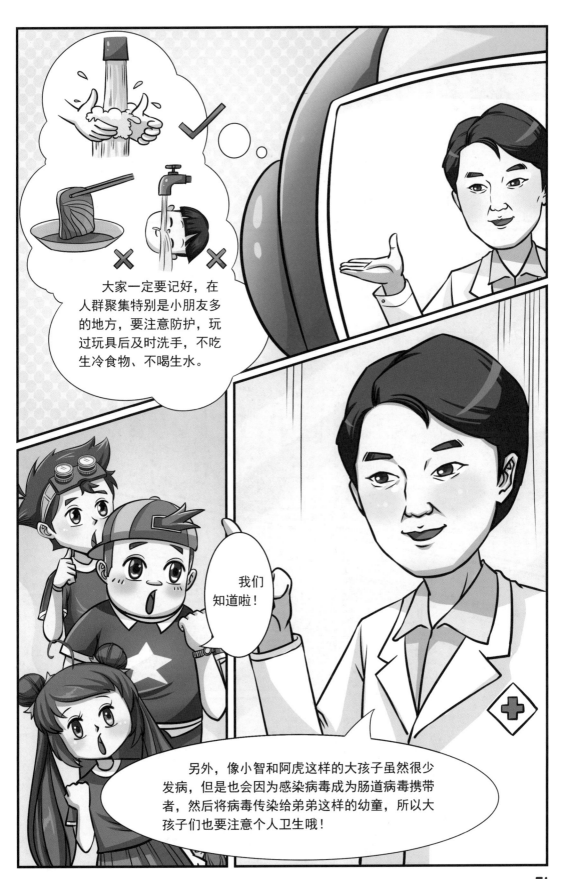

大家一定要记好，在人群聚集特别是小朋友多的地方，要注意防护，玩过玩具后及时洗手，不吃生冷食物、不喝生水。

我们知道啦！

另外，像小智和阿虎这样的大孩子虽然很少发病，但是也会因为感染病毒成为肠道病毒携带者，然后将病毒传染给弟弟这样的幼童，所以大孩子们也要注意个人卫生哦！

猩红热：

它和猩猩有关系吗？

周末到了，小智、阿虎、萱萱和她的好朋友小雅带上了伊宝，一起来到上海动物园游玩。

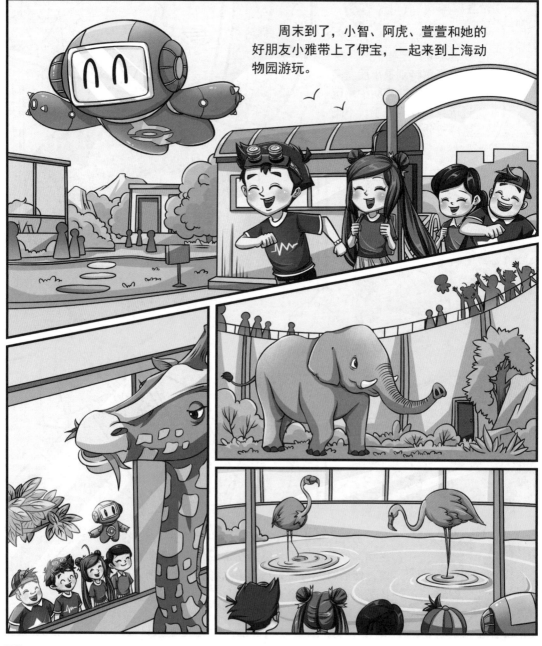

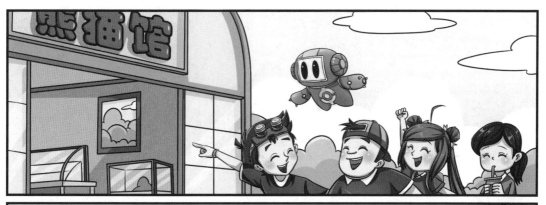

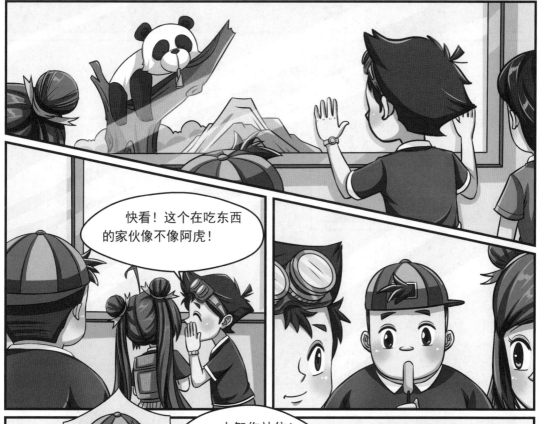

快看！这个在吃东西的家伙像不像阿虎！

小智你站住！我觉得你像刚才那只猴子！

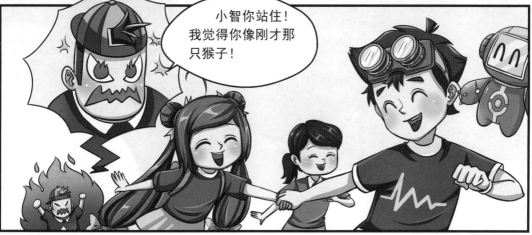

不知不觉，大家嬉笑打闹着就来到了猩猩馆，这里包括了室内展厅和室外活动场，许多家长都带着孩子驻足观赏。

我还从来没有看到过大猩猩，咱们快靠近一点看吧！

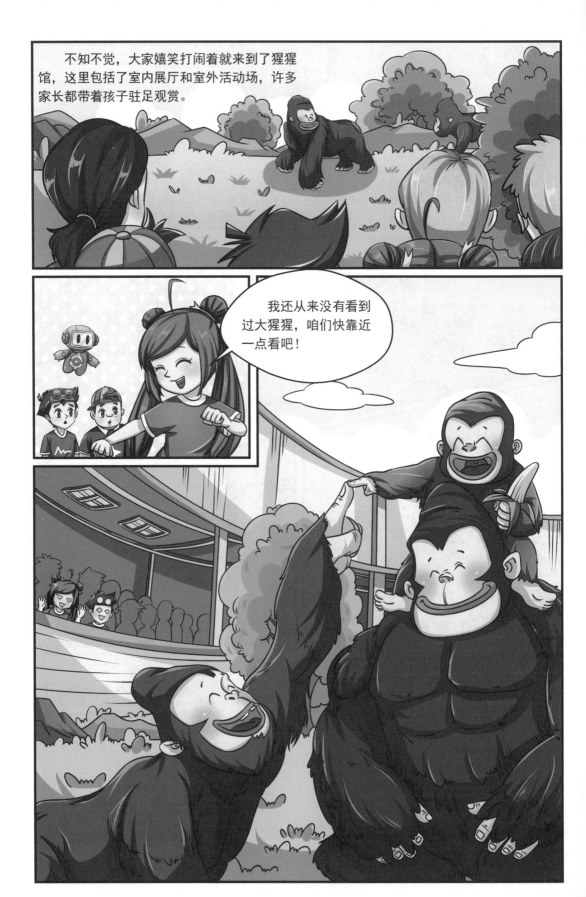

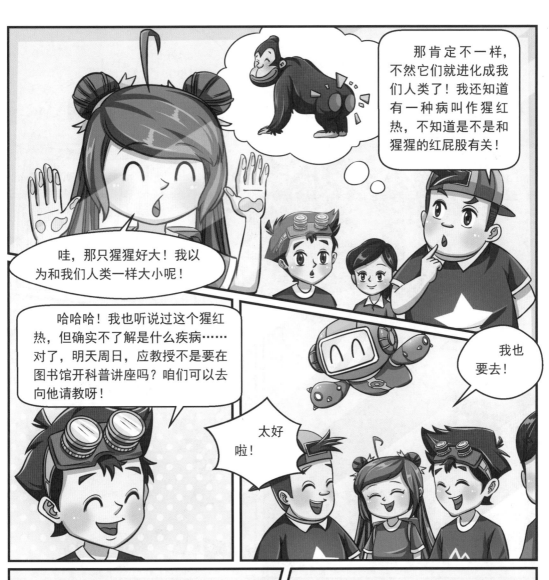

那肯定不一样，不然它们就进化成我们人类了！我还知道有一种病叫作猩红热，不知道是不是和猩猩的红屁股有关！

哇，那只猩猩好大！我以为和我们人类一样大小呢！

哈哈哈！我也听说过这个猩红热，但确实不了解是什么疾病……对了，明天周日，应教授不是要在图书馆开科普讲座吗？咱们可以去向他请教呀！

我也要去！

太好啦！

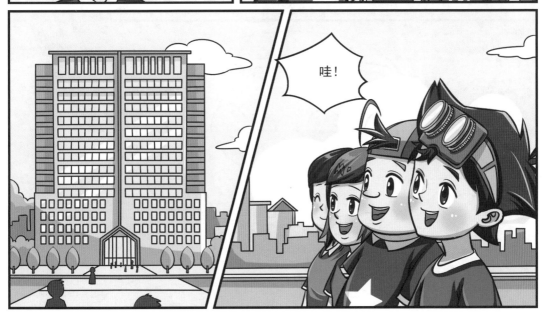

哇！

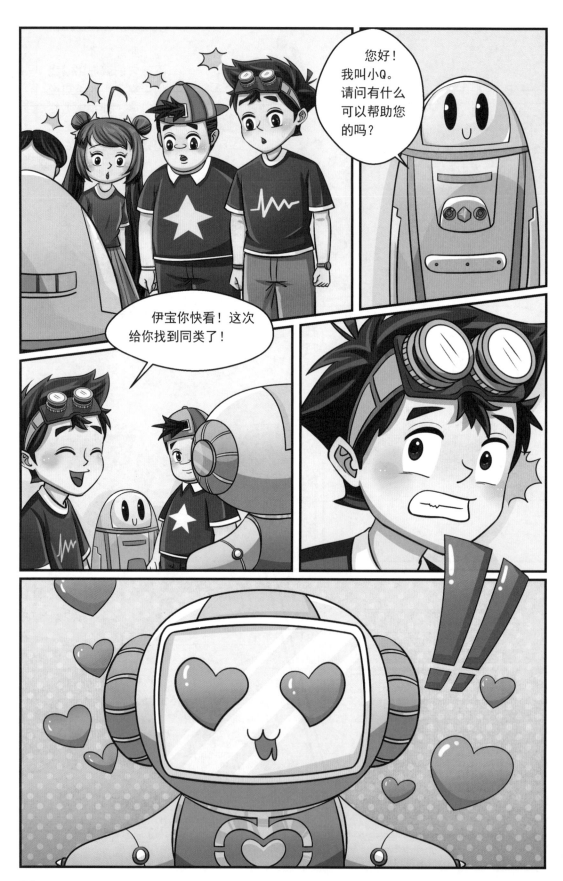

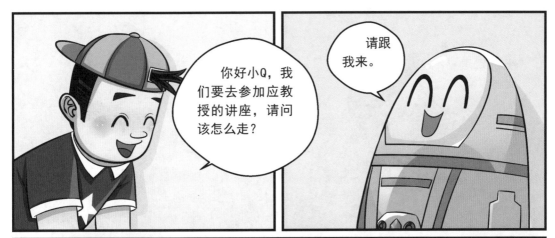

你好小Q，我们要去参加应教授的讲座，请问该怎么走？

请跟我来。

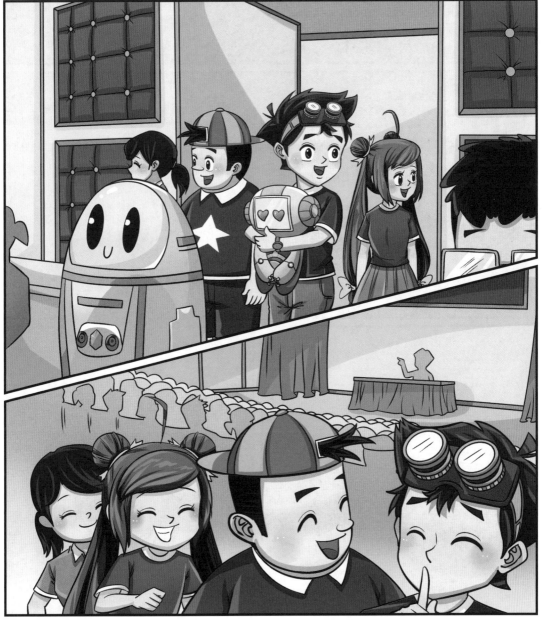

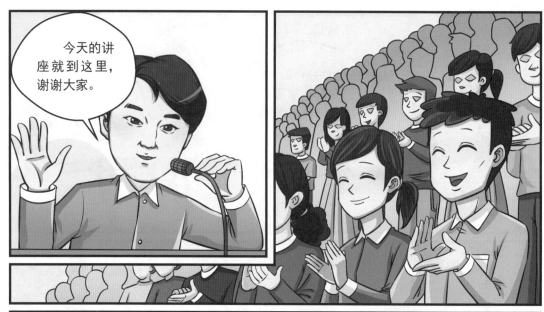

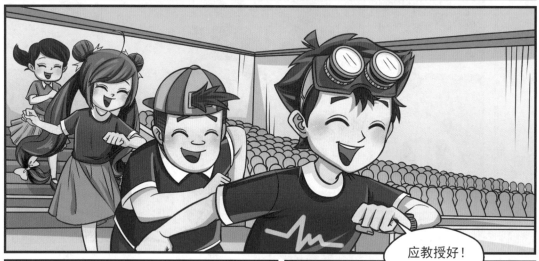

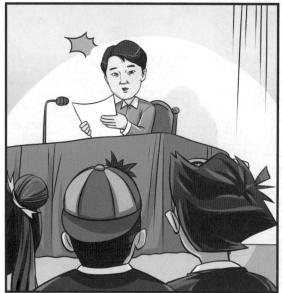

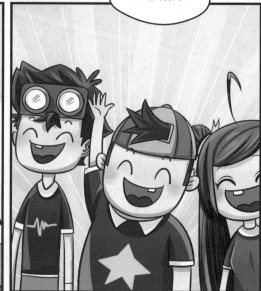

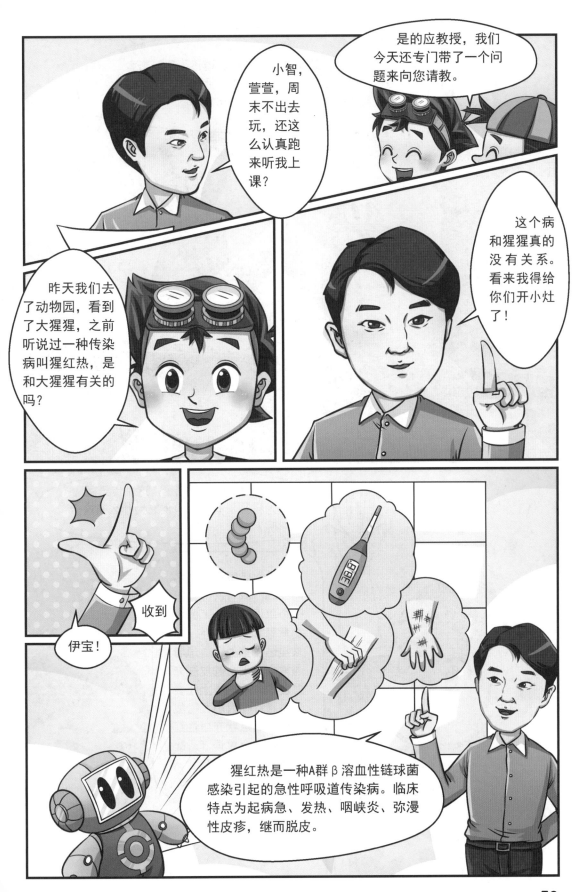

59

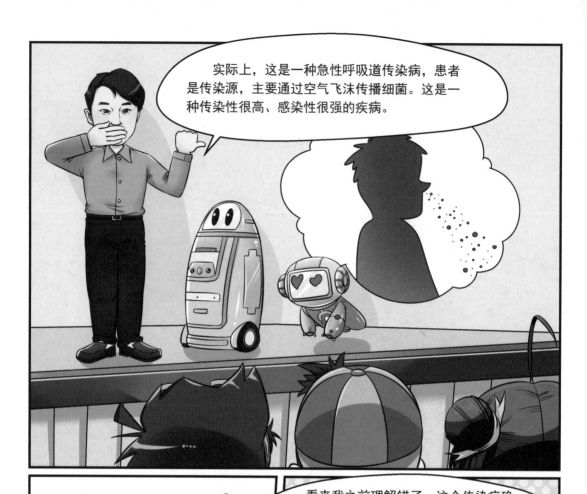

实际上，这是一种急性呼吸道传染病，患者是传染源，主要通过空气飞沫传播细菌。这是一种传染性很高、感染性很强的疾病。

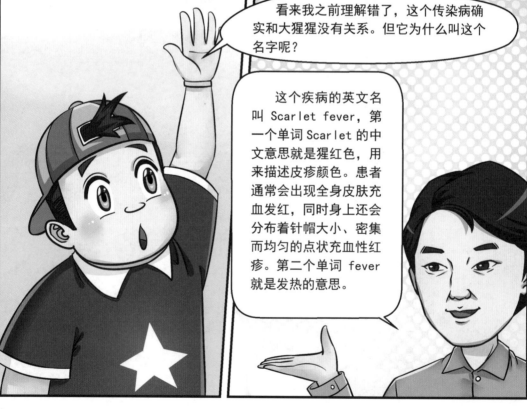

看来我之前理解错了，这个传染病确实和大猩猩没有关系。但它为什么叫这个名字呢？

这个疾病的英文名叫 Scarlet fever，第一个单词 Scarlet 的中文意思就是猩红色，用来描述皮疹颜色。患者通常会出现全身皮肤充血发红，同时身上还会分布着针帽大小、密集而均匀的点状充血性红疹。第二个单词 fever 就是发热的意思。

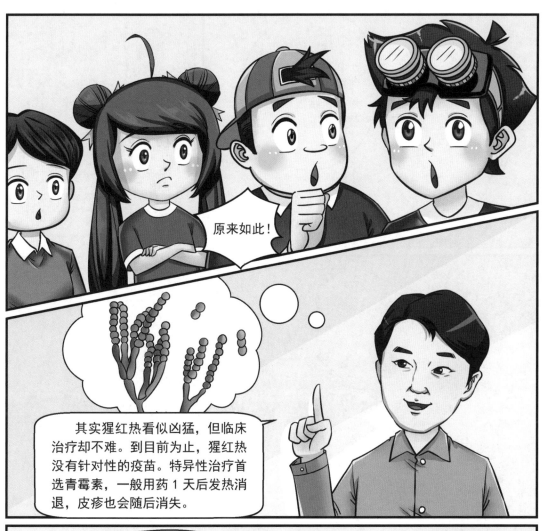

原来如此！

其实猩红热看似凶猛，但临床治疗却不难。到目前为止，猩红热没有针对性的疫苗。特异性治疗首选青霉素，一般用药 1 天后发热消退，皮疹也会随后消失。

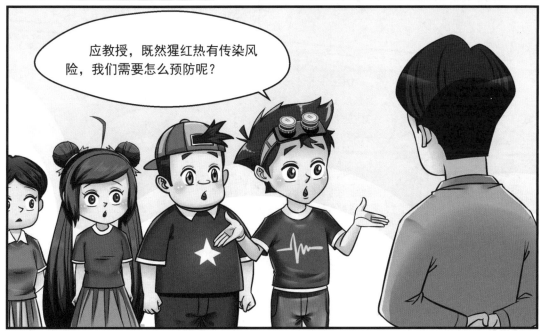

应教授，既然猩红热有传染风险，我们需要怎么预防呢？

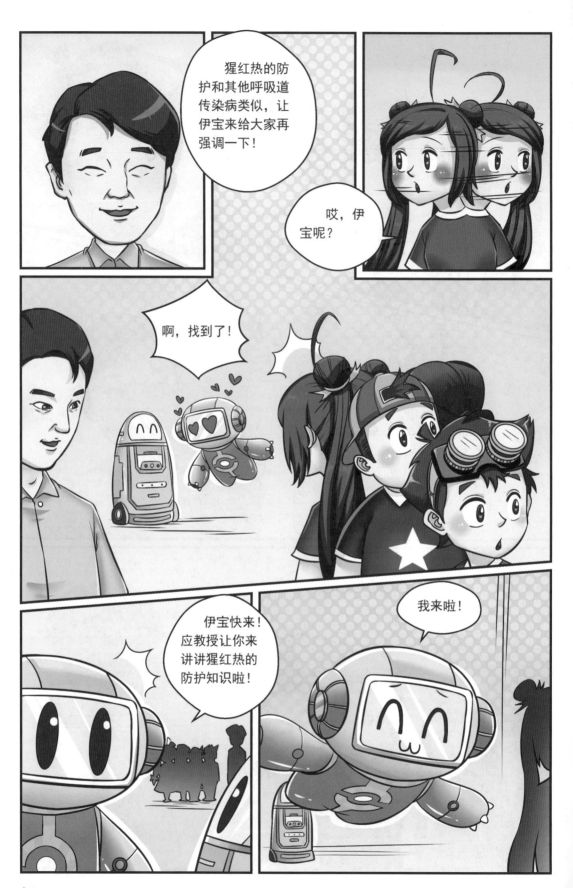

猩红热的防护和其他呼吸道传染病类似，让伊宝来给大家再强调一下！

哎，伊宝呢？

啊，找到了！

伊宝快来！应教授让你来讲讲猩红热的防护知识啦！

我来啦！

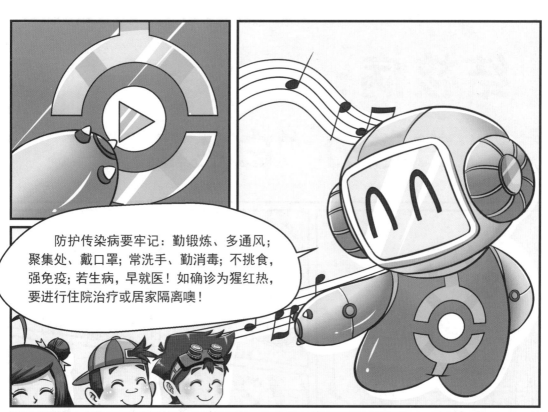

防护传染病要牢记：勤锻炼、多通风；聚集处、戴口罩；常洗手、勤消毒；不挑食，强免疫；若生病，早就医！如确诊为猩红热，要进行住院治疗或居家隔离噢！

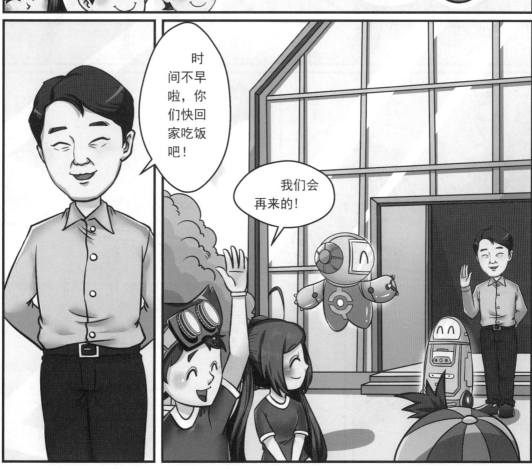

时间不早啦，你们快回家吃饭吧！

我们会再来的！

结核病：

古老的"白色瘟疫"

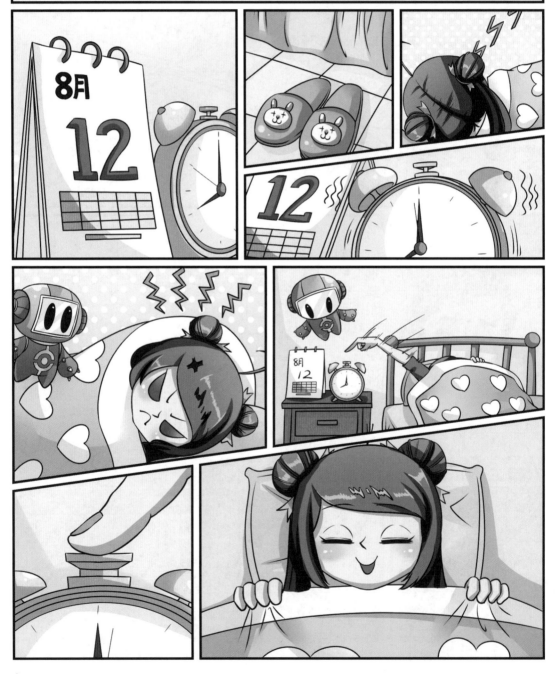

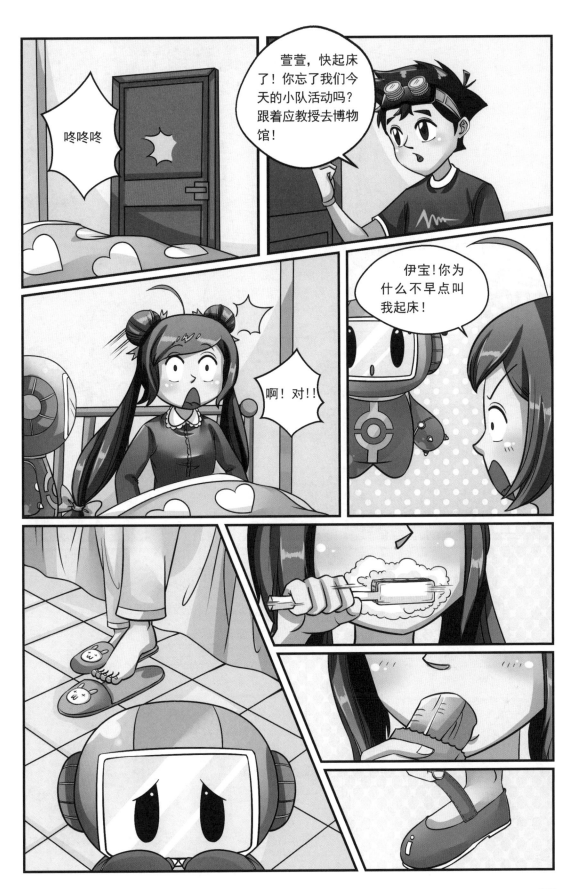

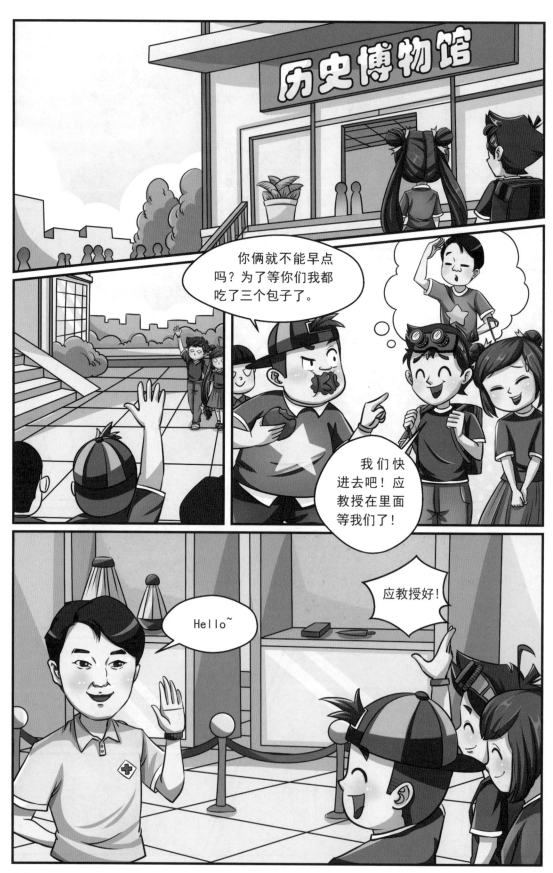

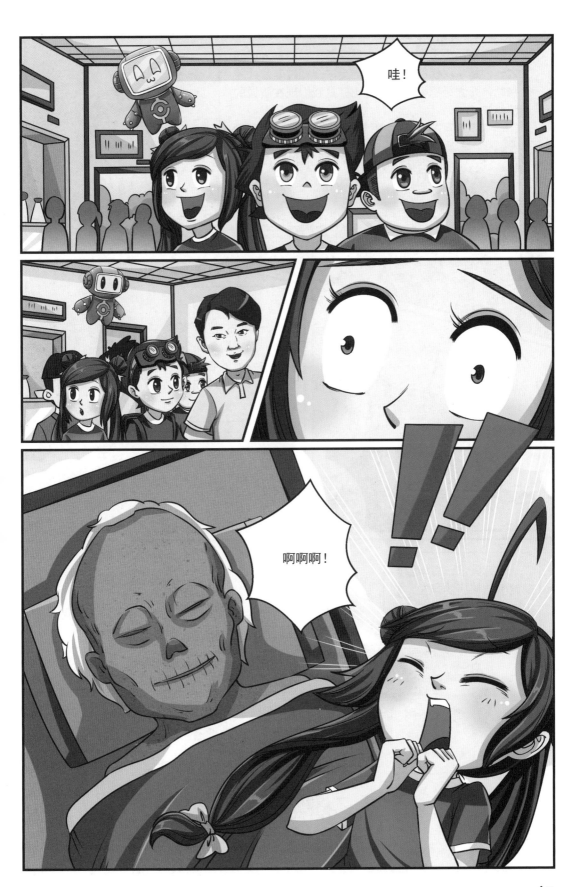

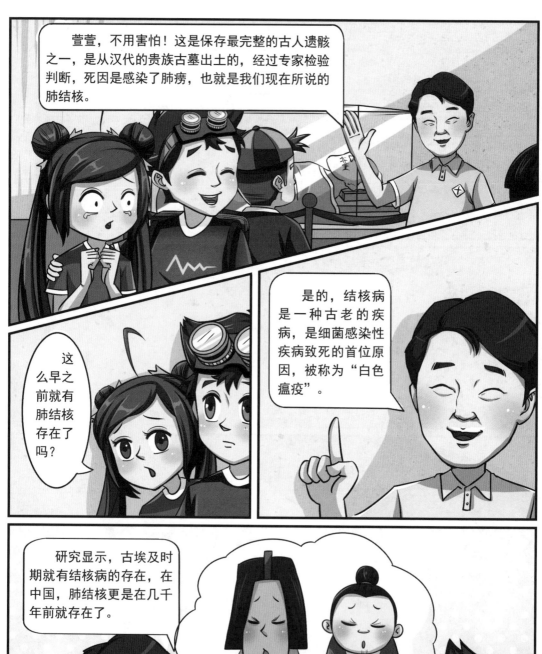

萱萱，不用害怕！这是保存最完整的古人遗骸之一，是从汉代的贵族古墓出土的，经过专家检验判断，死因是感染了肺痨，也就是我们现在所说的肺结核。

这么早之前就有肺结核存在了吗？

是的，结核病是一种古老的疾病，是细菌感染性疾病致死的首位原因，被称为"白色瘟疫"。

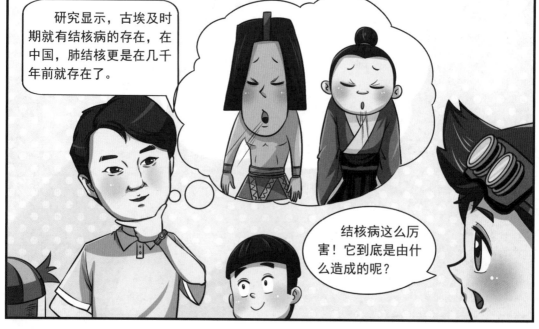

研究显示，古埃及时期就有结核病的存在，在中国，肺结核更是在几千年前就存在了。

结核病这么厉害！它到底是由什么造成的呢？

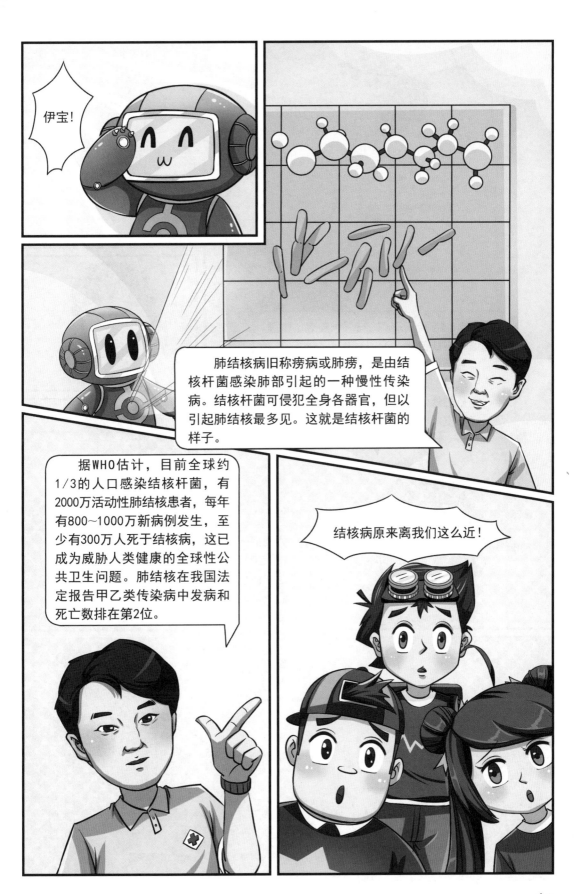

伊宝!

肺结核病旧称痨病或肺痨，是由结核杆菌感染肺部引起的一种慢性传染病。结核杆菌可侵犯全身各器官，但以引起肺结核最多见。这就是结核杆菌的样子。

据WHO估计，目前全球约1/3的人口感染结核杆菌，有2000万活动性肺结核患者，每年有800~1000万新病例发生，至少有300万人死于结核病，这已成为威胁人类健康的全球性公共卫生问题。肺结核在我国法定报告甲乙类传染病中发病和死亡数排在第2位。

结核病原来离我们这么近!

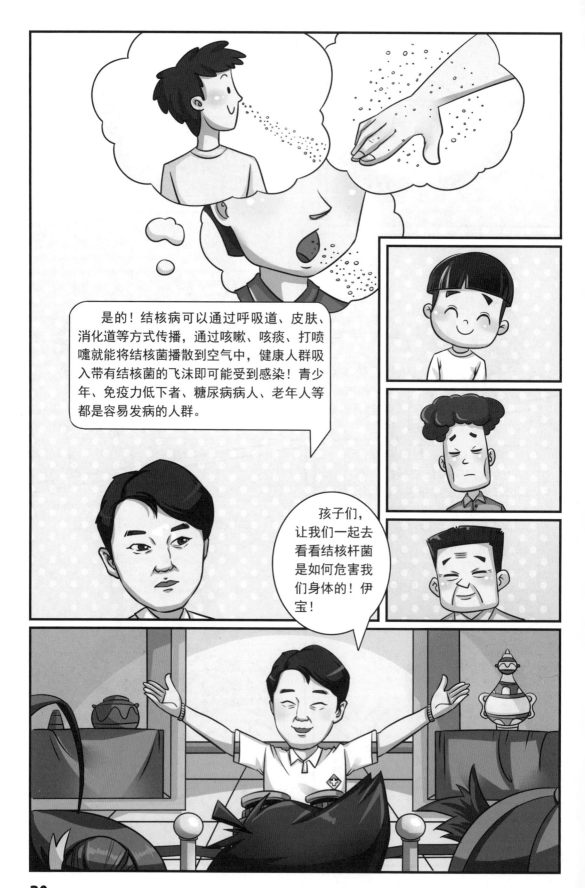

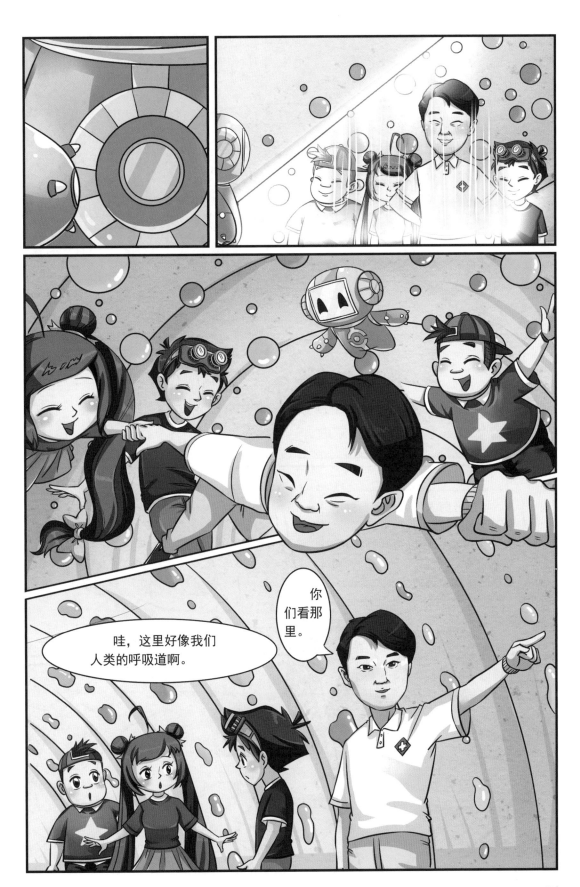

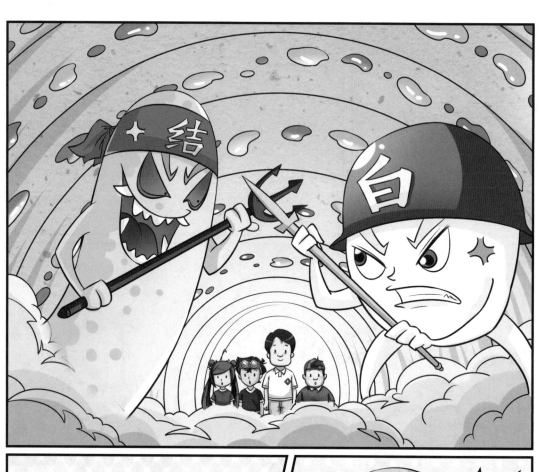

结核杆菌入侵人体后，并不会马上让人产生各种不适症状，人体免疫系统会进行顽强抵抗，如果注射了疫苗（卡介苗），对结核杆菌的抵抗力会大大增强。

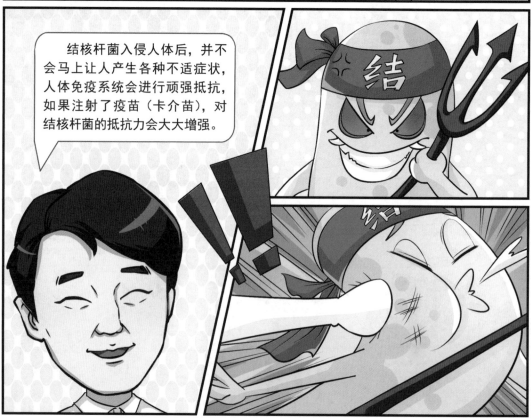

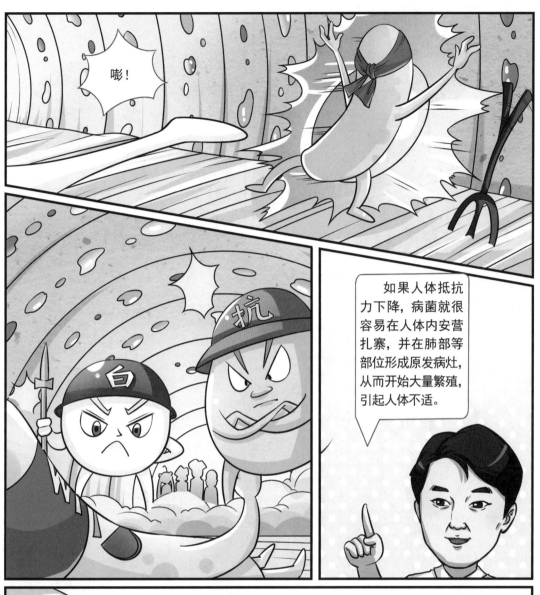

嘭！

如果人体抵抗力下降，病菌就很容易在人体内安营扎寨，并在肺部等部位形成原发病灶，从而开始大量繁殖，引起人体不适。

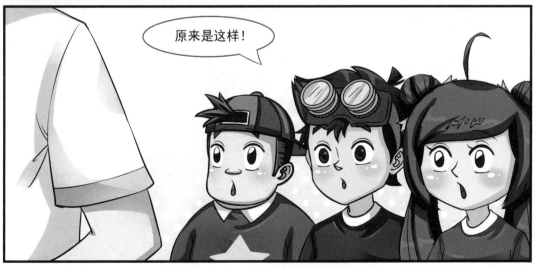

原来是这样！

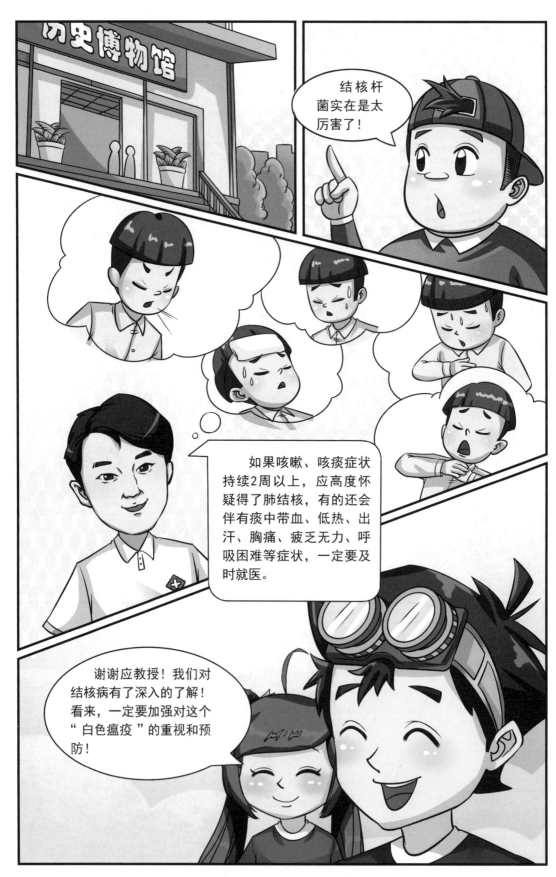

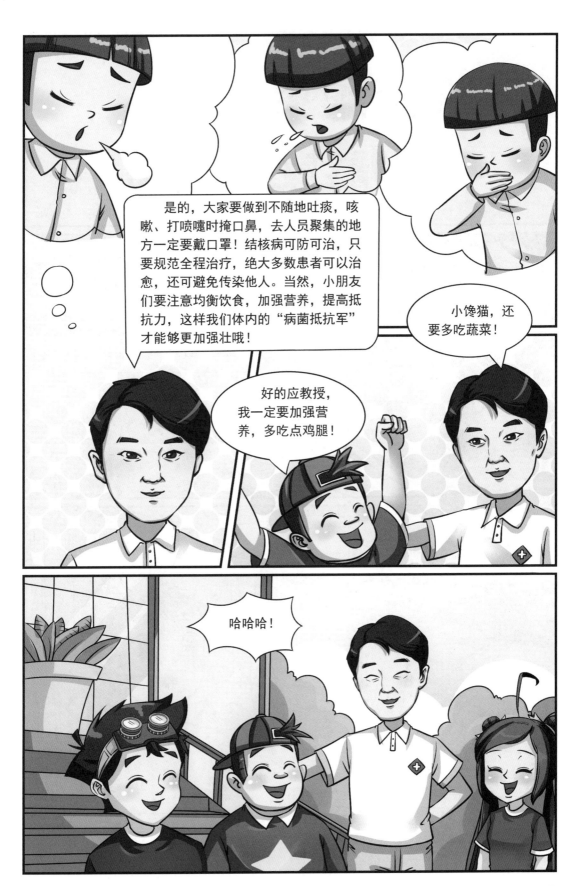

75

急性结膜炎：
眼睛红红要警惕

炎炎夏日，游泳是最好的避暑方式之一。

阿虎、小智、萱萱正在开心地游泳、玩水。

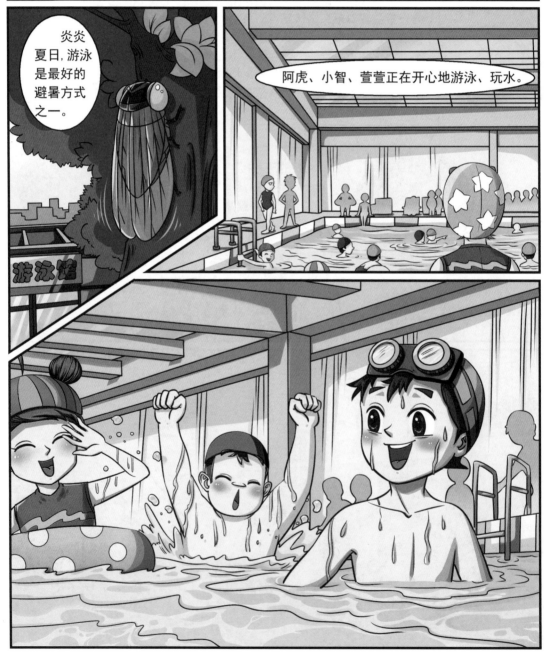

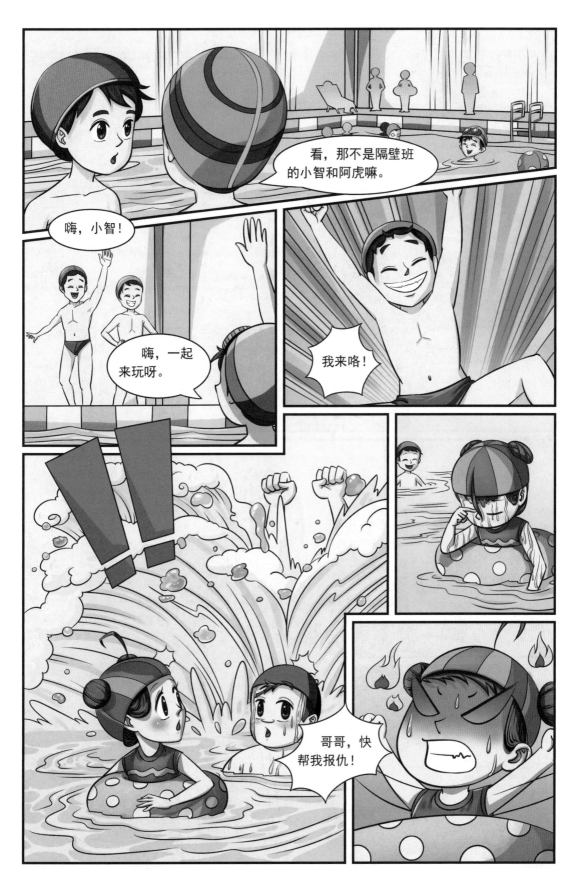

77

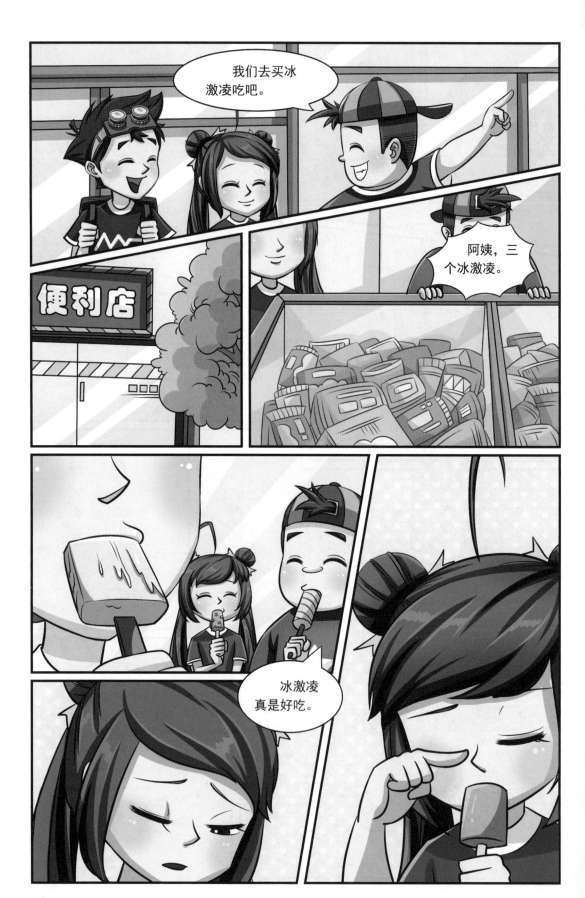

便利店

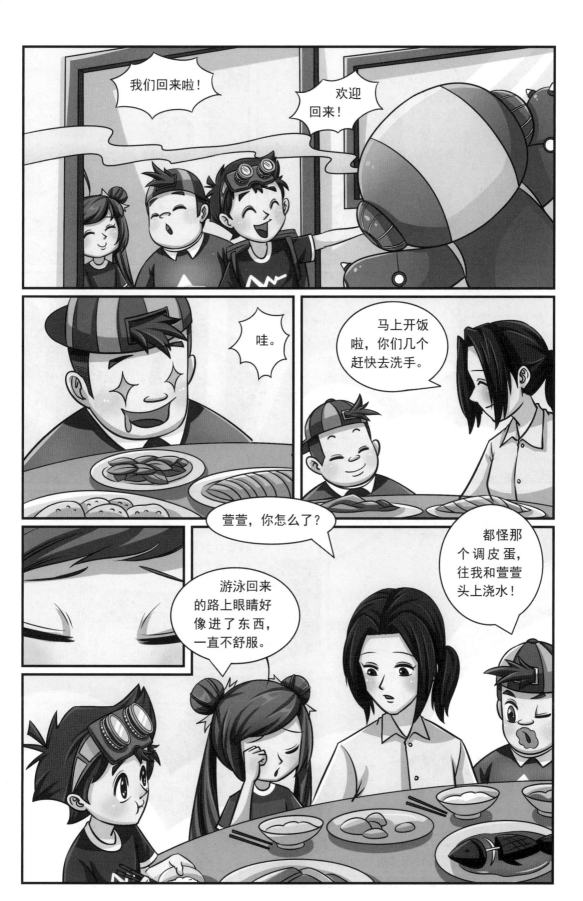

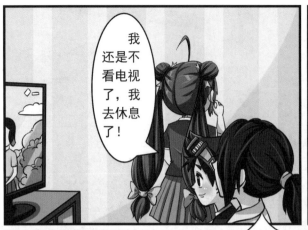

我还是不看电视了，我去休息了！

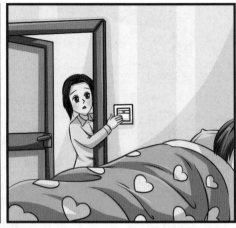

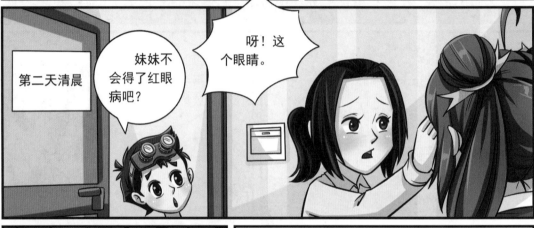

第二天清晨

妹妹不会得了红眼病吧？

呀！这个眼睛。

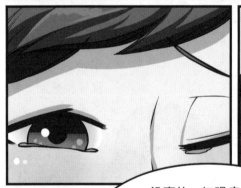

妈妈，红眼病是什么？我眼睛现在好模糊，还有火辣辣的感觉，会不会瞎啊？

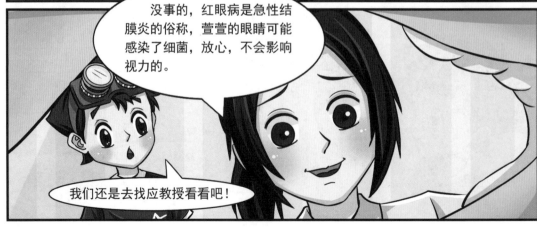

没事的，红眼病是急性结膜炎的俗称，萱萱的眼睛可能感染了细菌，放心，不会影响视力的。

我们还是去找应教授看看吧！

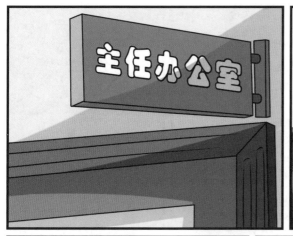

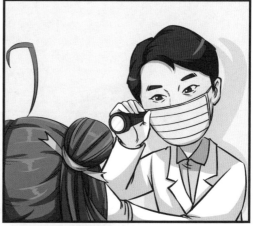

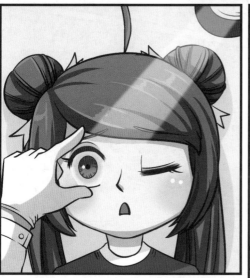

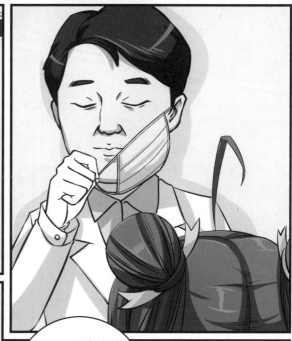

红眼病传染性很强，你暂时离妹妹远一点，让我先给她清洗、用药。

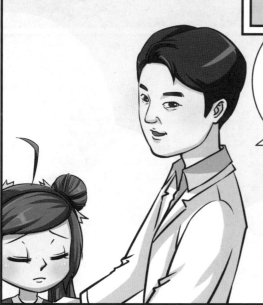

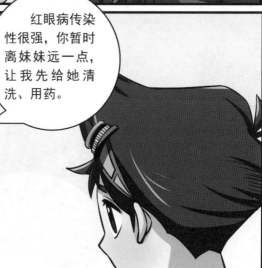

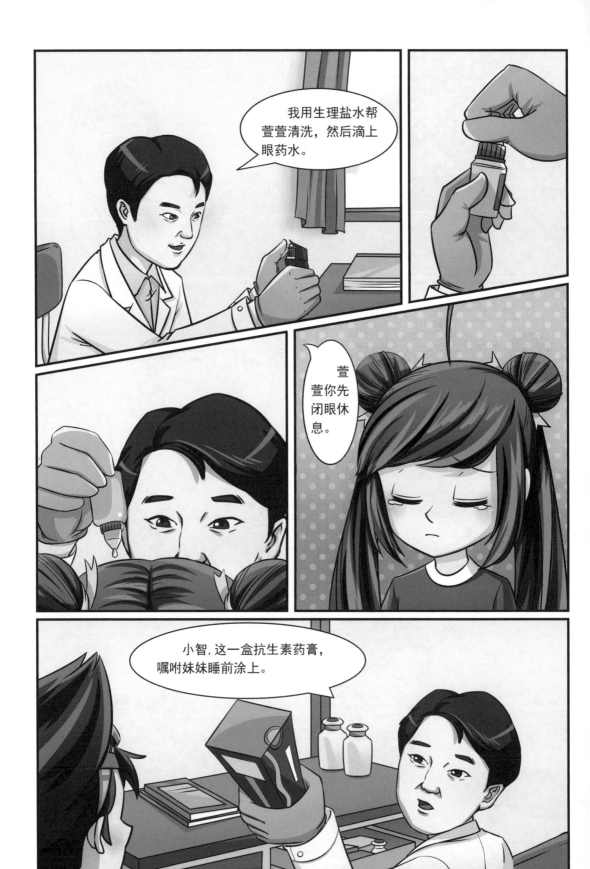

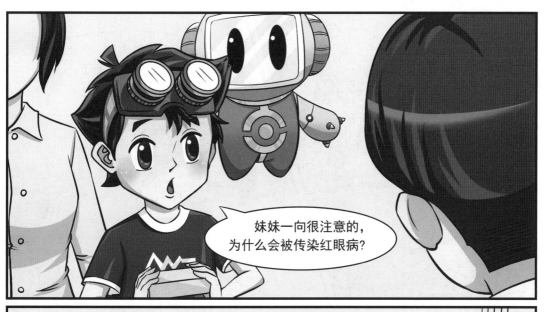

妹妹一向很注意的，为什么会被传染红眼病？

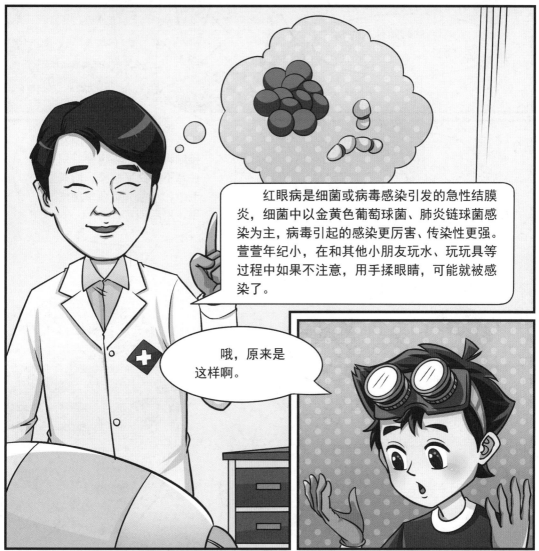

红眼病是细菌或病毒感染引发的急性结膜炎，细菌中以金黄色葡萄球菌、肺炎链球菌感染为主，病毒引起的感染更厉害、传染性更强。萱萱年纪小，在和其他小朋友玩水、玩玩具等过程中如果不注意，用手揉眼睛，可能就被感染了。

哦，原来是这样啊。

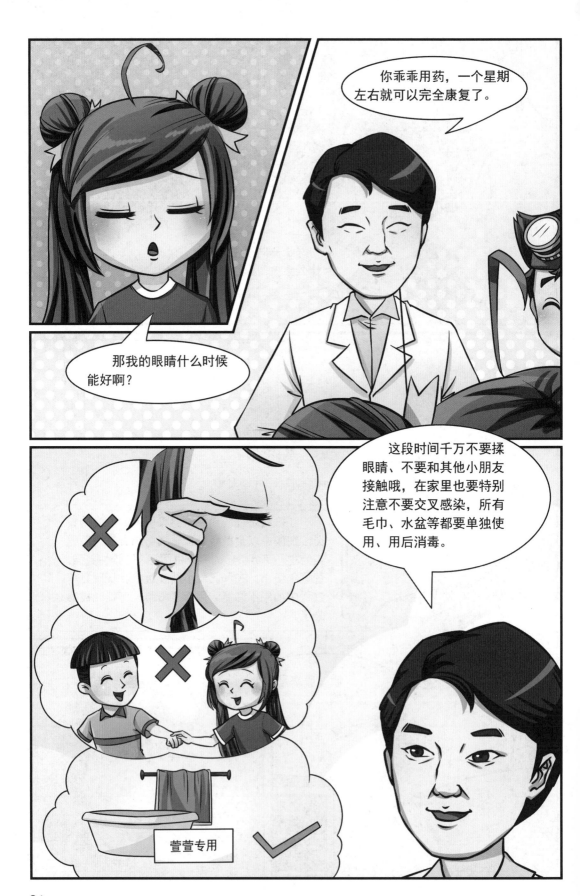

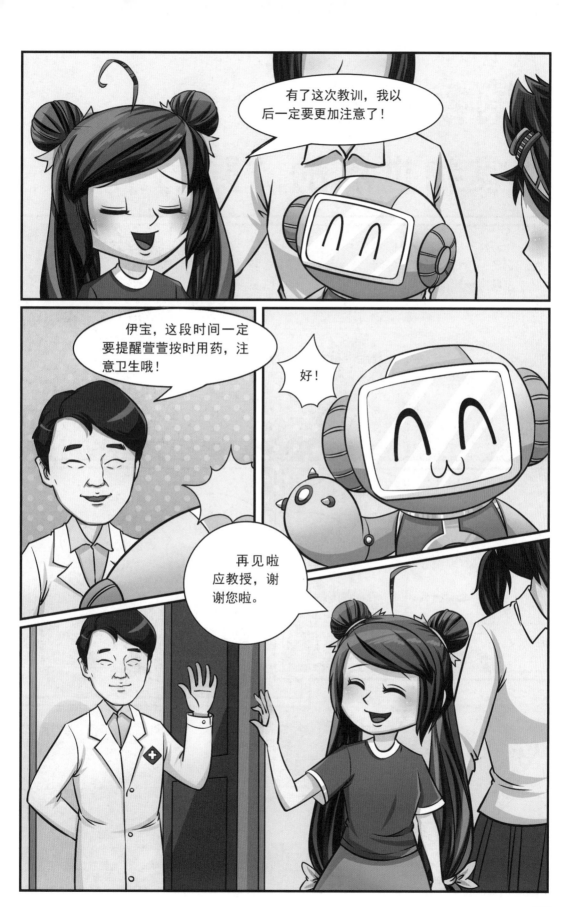

痢疾杆菌：
食物世界的"隐形杀手"

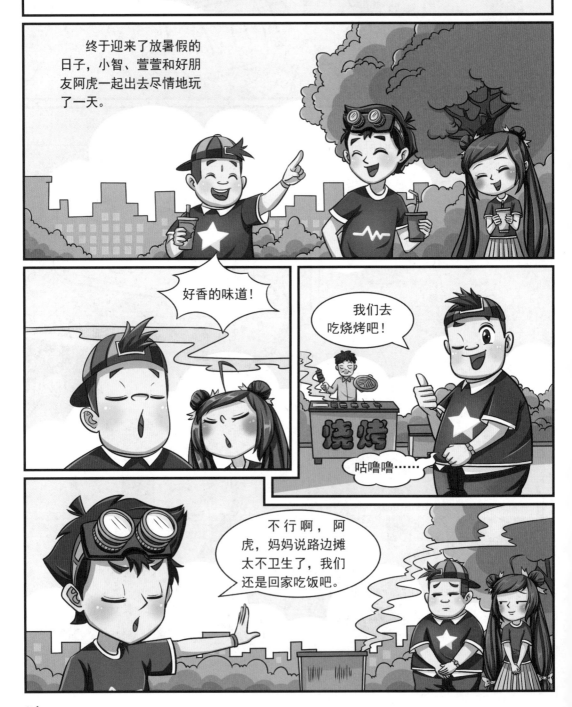

终于迎来了放暑假的日子，小智、萱萱和好朋友阿虎一起出去尽情地玩了一天。

好香的味道！

我们去吃烧烤吧！

烧烤

咕噜噜……

不行啊，阿虎，妈妈说路边摊太不卫生了，我们还是回家吃饭吧。

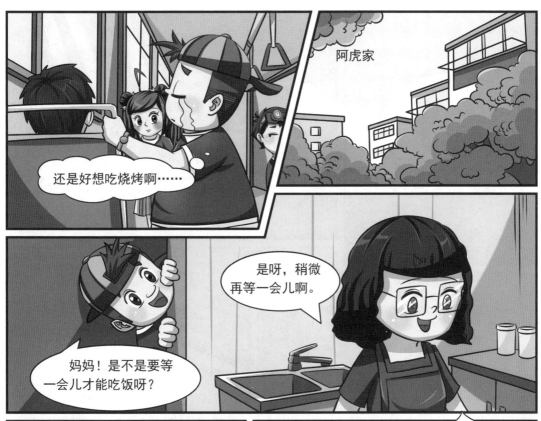

阿虎家

还是好想吃烧烤啊……

妈妈！是不是要等一会儿才能吃饭呀？

是呀，稍微再等一会儿啊。

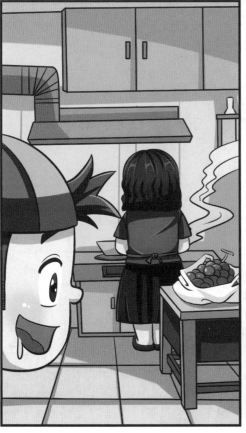

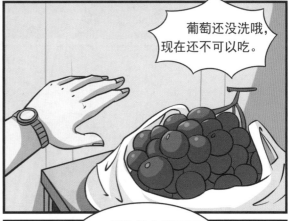

葡萄还没洗哦，现在还不可以吃。

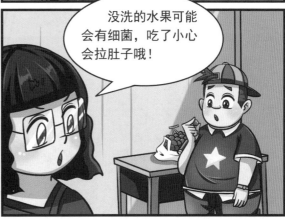

没洗的水果可能会有细菌，吃了小心会拉肚子哦！

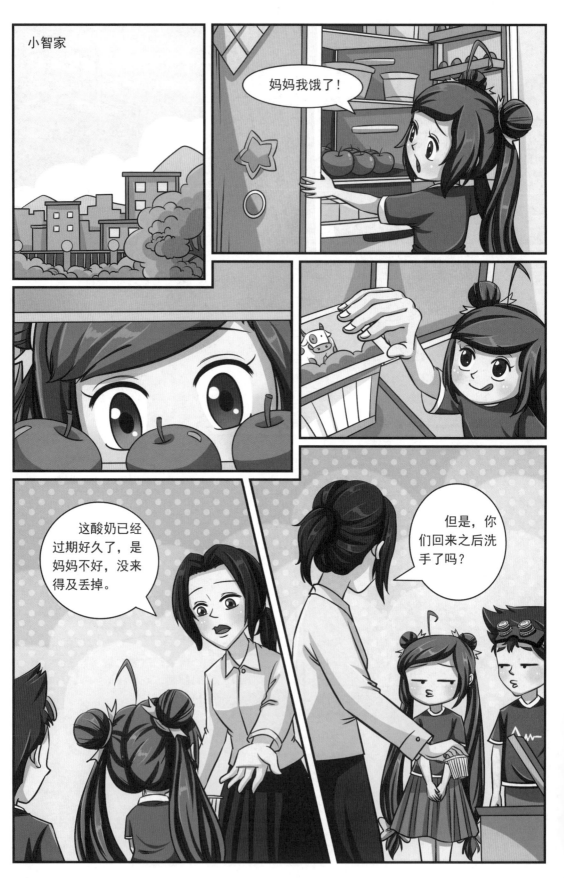

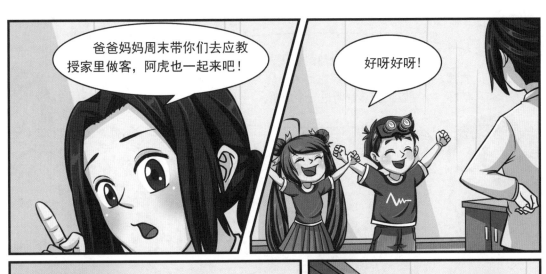

爸爸妈妈周末带你们去应教授家里做客,阿虎也一起来吧!

好呀好呀!

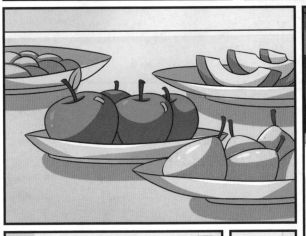

应教授好!

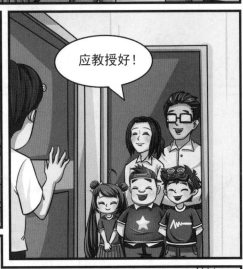

第一件事要干什么呀?

要先洗手!

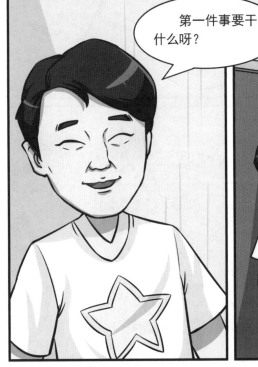

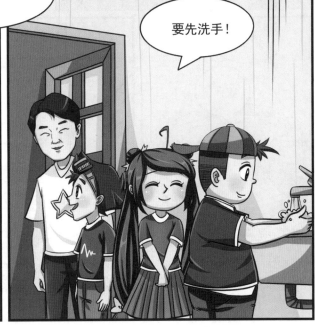

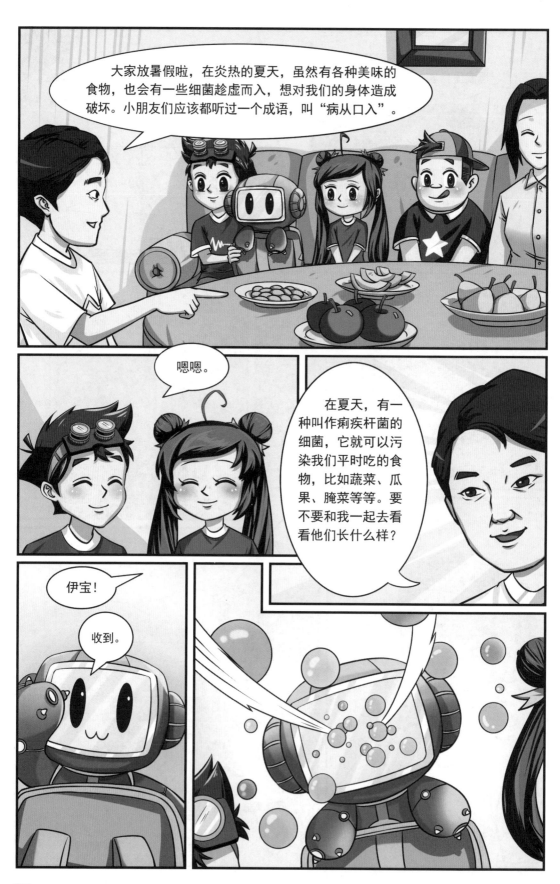

大家放暑假啦，在炎热的夏天，虽然有各种美味的食物，也会有一些细菌趁虚而入，想对我们的身体造成破坏。小朋友们应该都听过一个成语，叫"病从口入"。

嗯嗯。

在夏天，有一种叫作痢疾杆菌的细菌，它就可以污染我们平时吃的食物，比如蔬菜、瓜果、腌菜等等。要不要和我一起去看看他们长什么样？

伊宝！

收到。

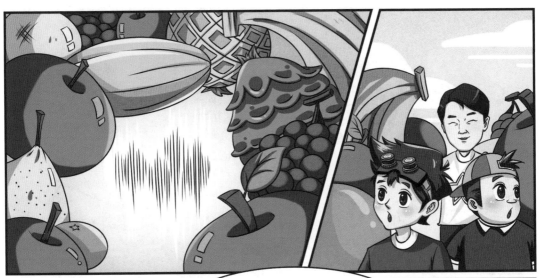

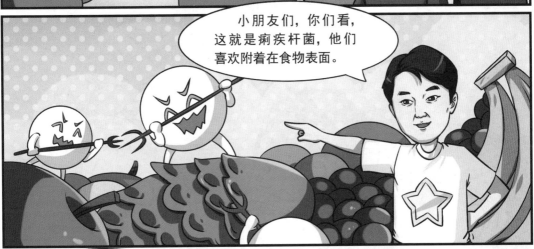

小朋友们，你们看，这就是痢疾杆菌，他们喜欢附着在食物表面。

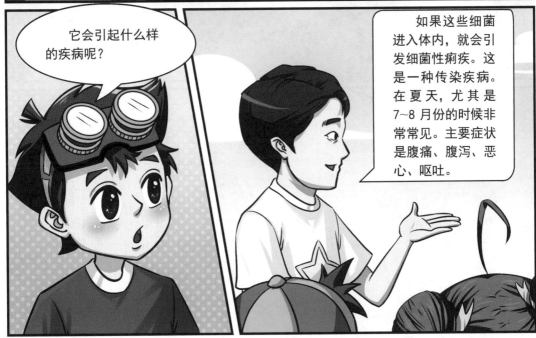

它会引起什么样的疾病呢？

如果这些细菌进入体内，就会引发细菌性痢疾。这是一种传染疾病。在夏天，尤其是7~8月份的时候非常常见。主要症状是腹痛、腹泻、恶心、呕吐。

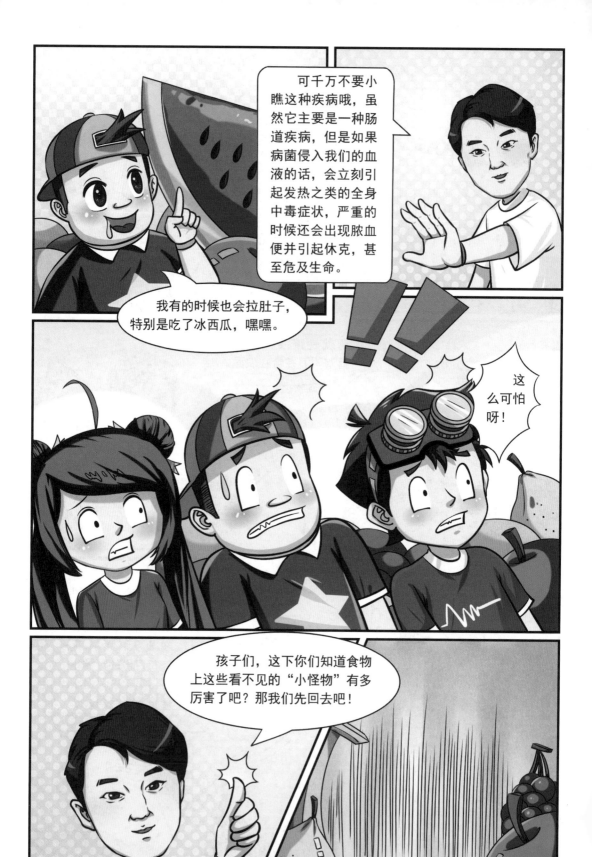

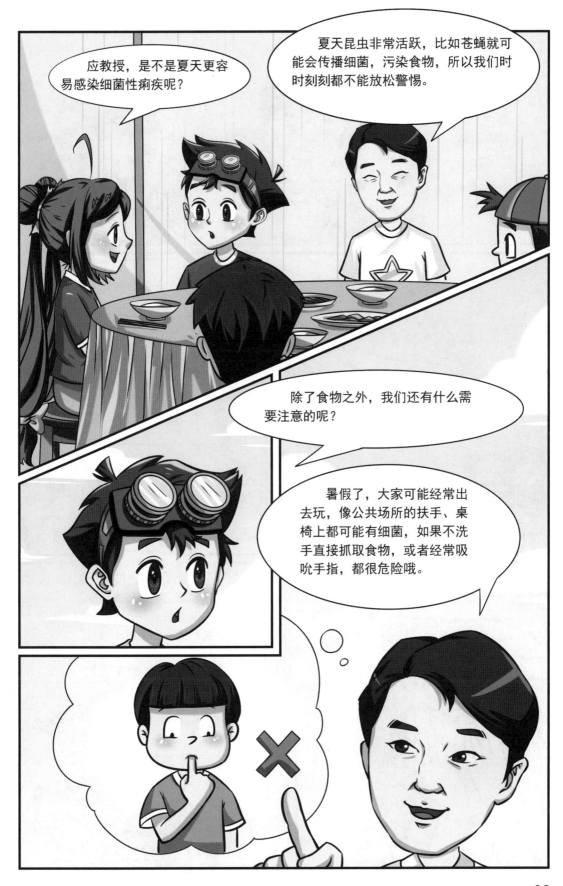

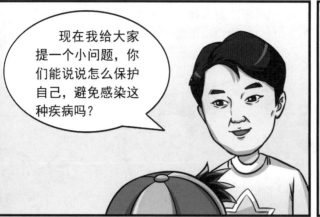

现在我给大家提一个小问题，你们能说说怎么保护自己，避免感染这种疾病吗？

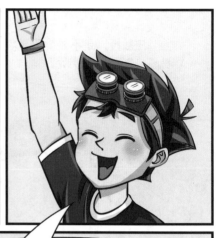

一定要勤洗手，尤其是从公共场所回来。

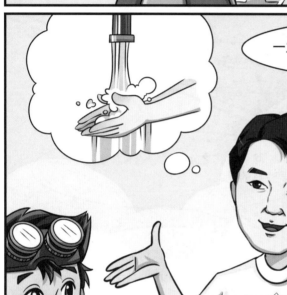

没错，洗手是非常重要的，特别是回家后，一定要用洗手液、肥皂等认真彻底地洗手，防止病菌经手入口。

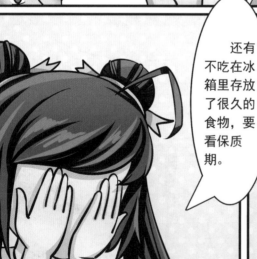

还有不吃在冰箱里存放了很久的食物，要看保质期。

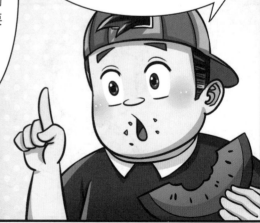

我昨天差点带着大家吃了路边摊，还差点吃了没有洗的水果。这些都可能有痢疾杆菌呢。

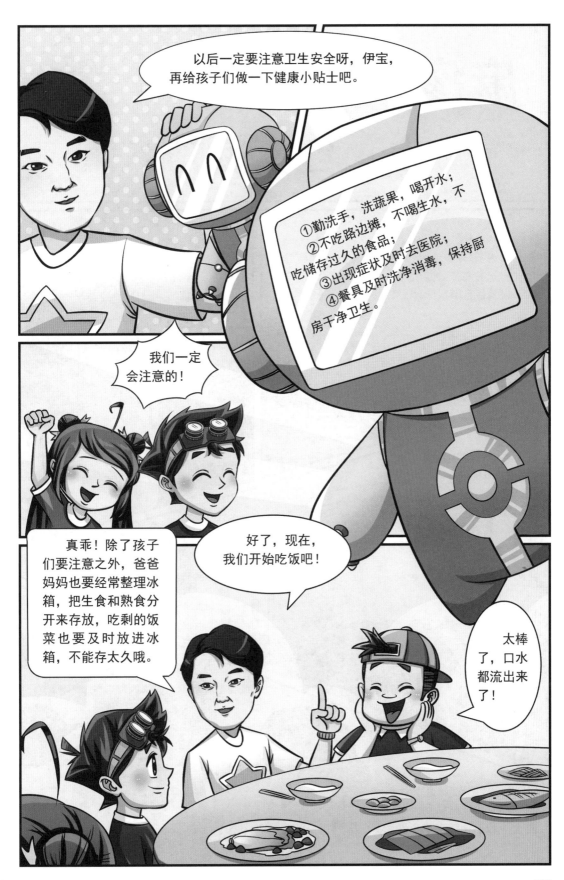

麻疹：
小小红疹威力大

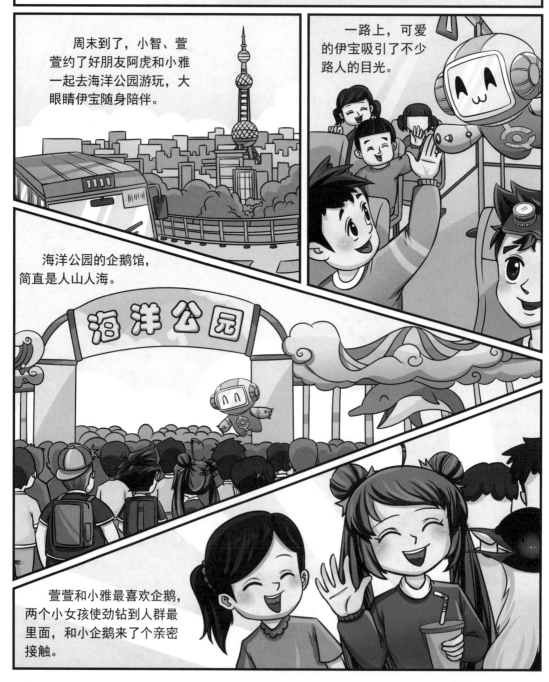

周末到了，小智、萱萱约了好朋友阿虎和小雅一起去海洋公园游玩，大眼睛伊宝随身陪伴。

一路上，可爱的伊宝吸引了不少路人的目光。

海洋公园的企鹅馆，简直是人山人海。

萱萱和小雅最喜欢企鹅，两个小女孩使劲钻到人群最里面，和小企鹅来了个亲密接触。

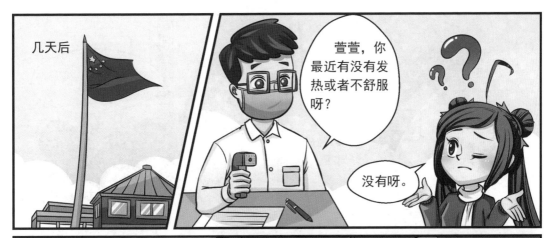

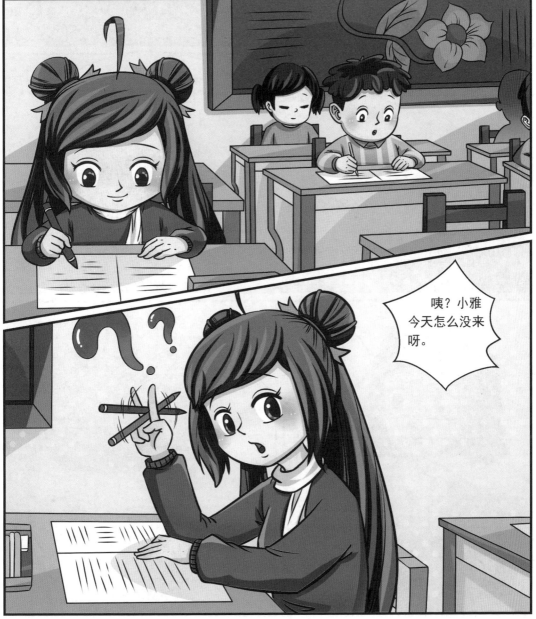

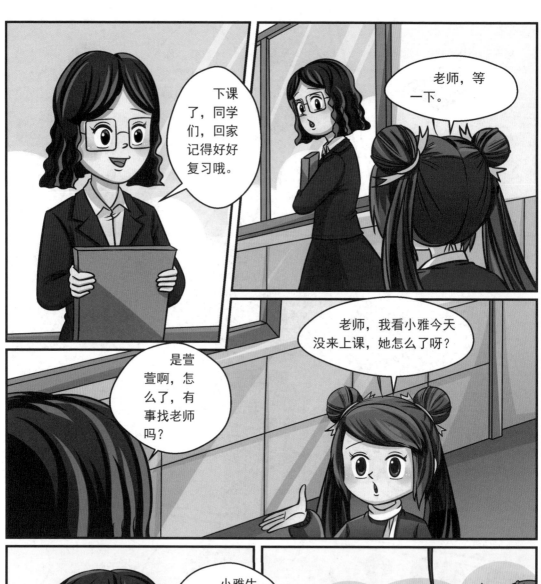

下课了，同学们，回家记得好好复习哦。

老师，等一下。

老师，我看小雅今天没来上课，她怎么了呀？

是萱萱啊，怎么了，有事找老师吗？

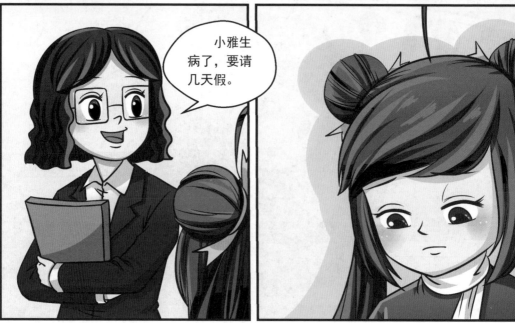

小雅生病了，要请几天假。

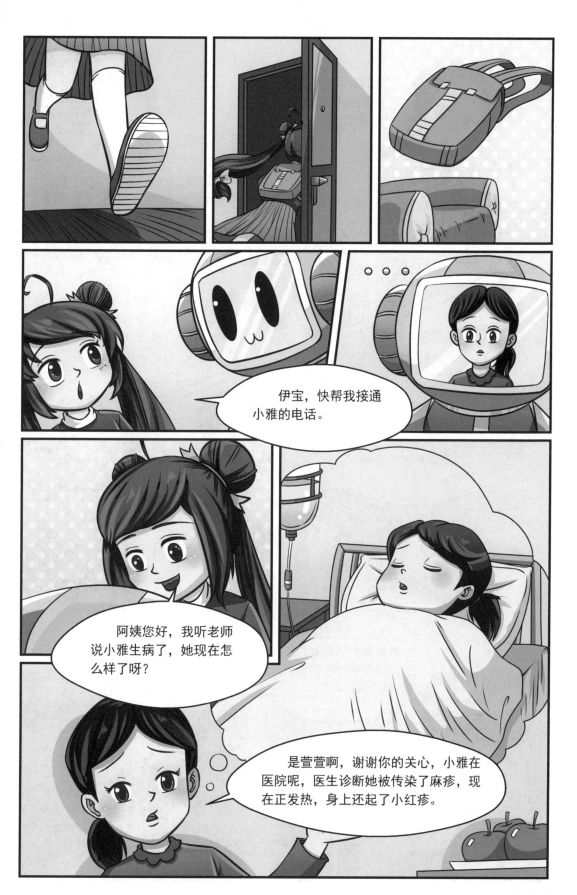

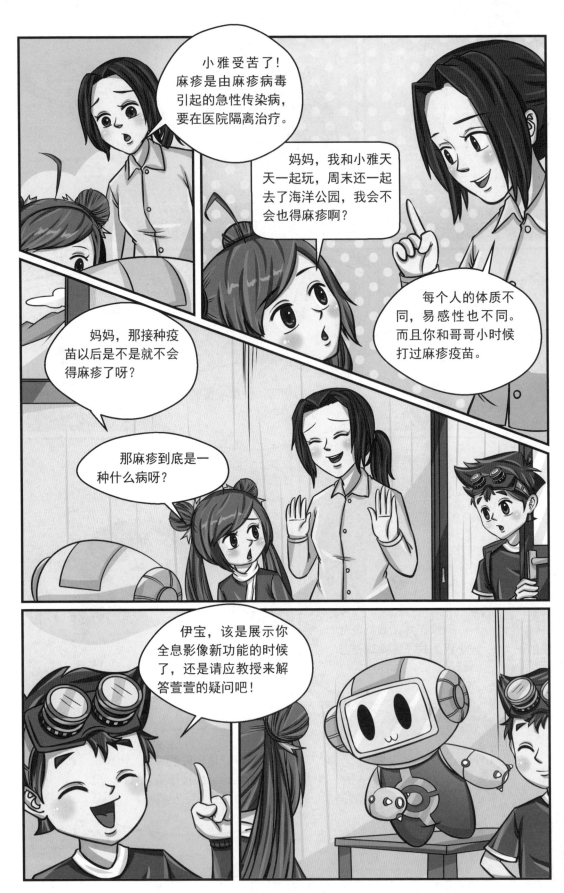

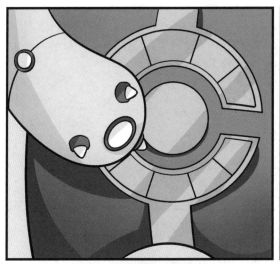
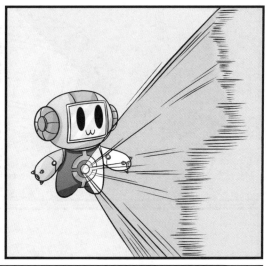
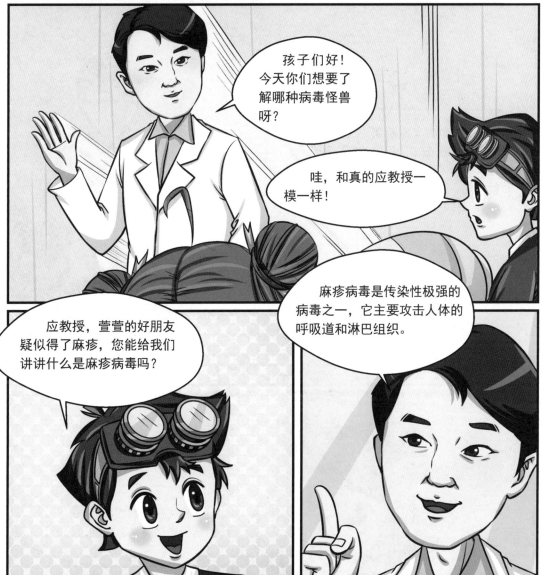

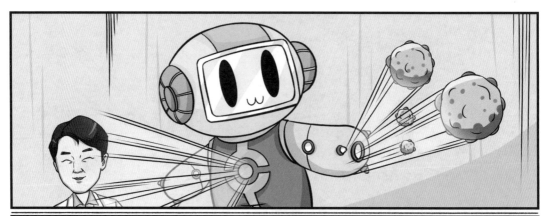

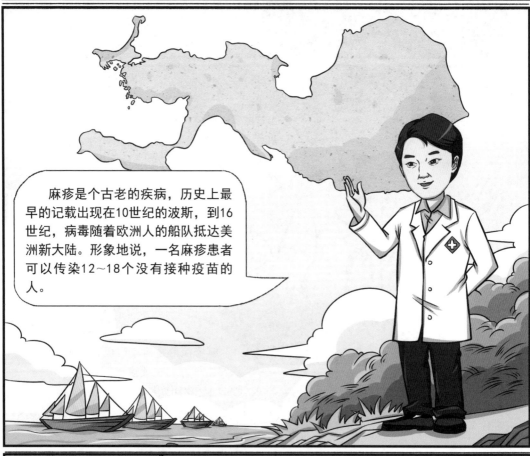

麻疹是个古老的疾病，历史上最早的记载出现在10世纪的波斯，到16世纪，病毒随着欧洲人的船队抵达美洲新大陆。形象地说，一名麻疹患者可以传染12~18个没有接种疫苗的人。

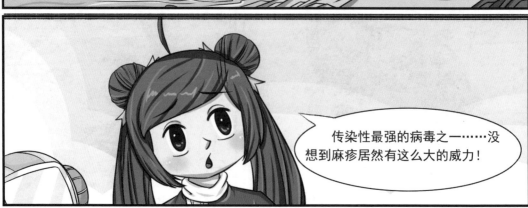

传染性最强的病毒之一……没想到麻疹居然有这么大的威力！

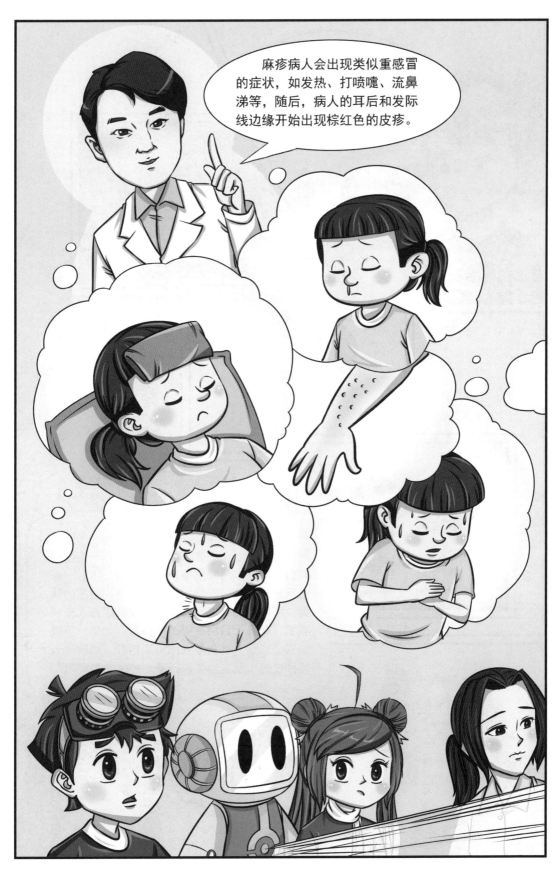

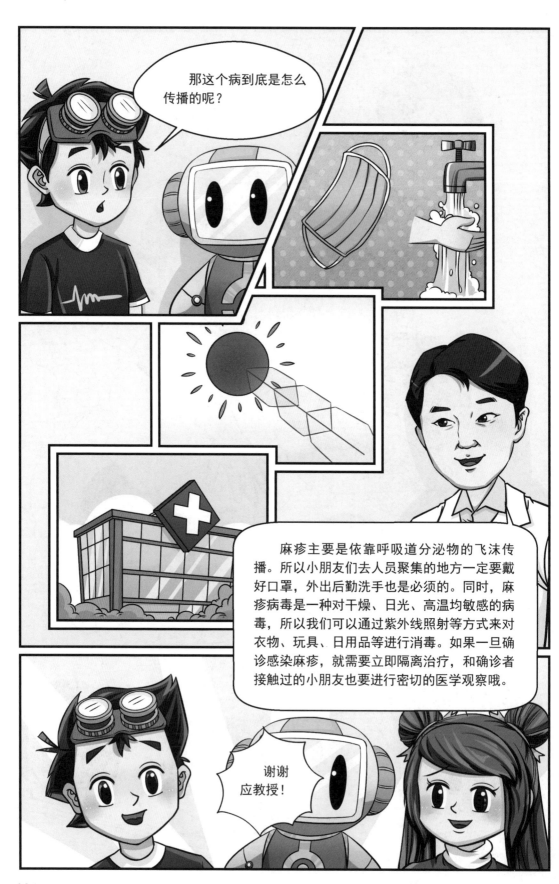

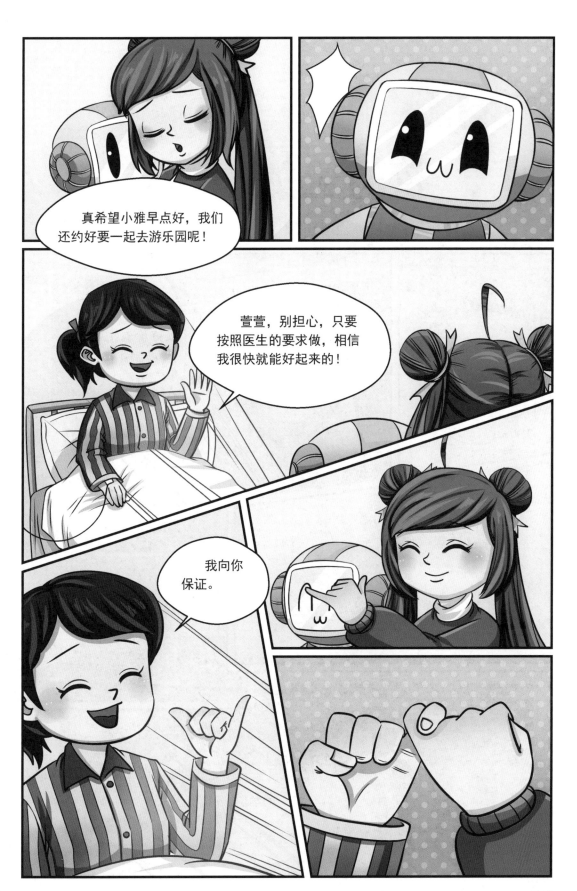

水痘：
校园里的小·捣蛋

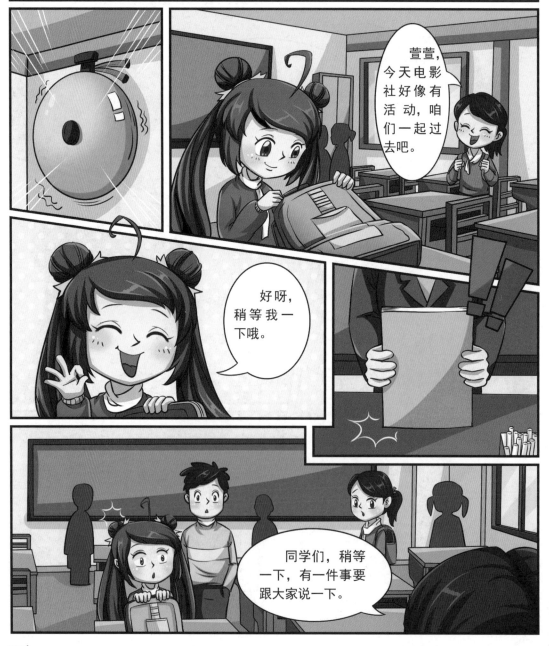

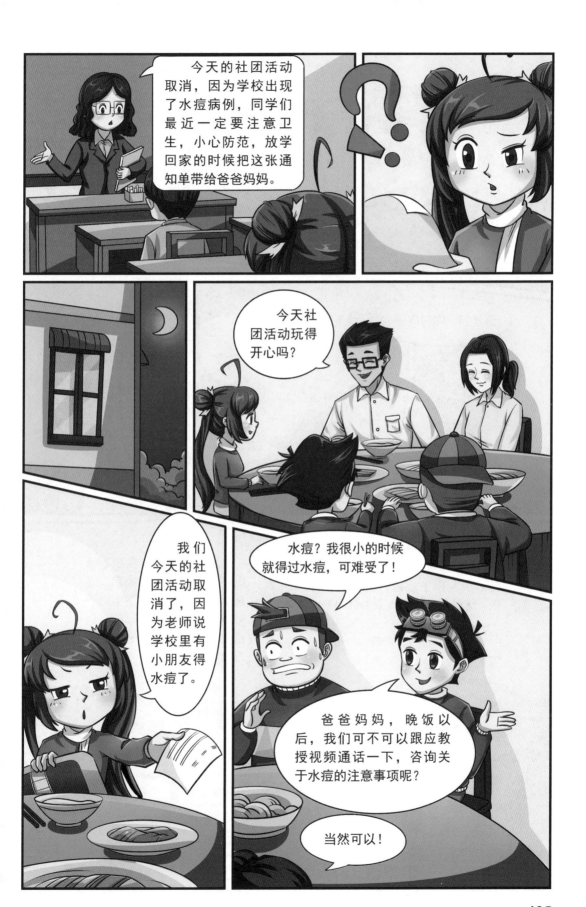

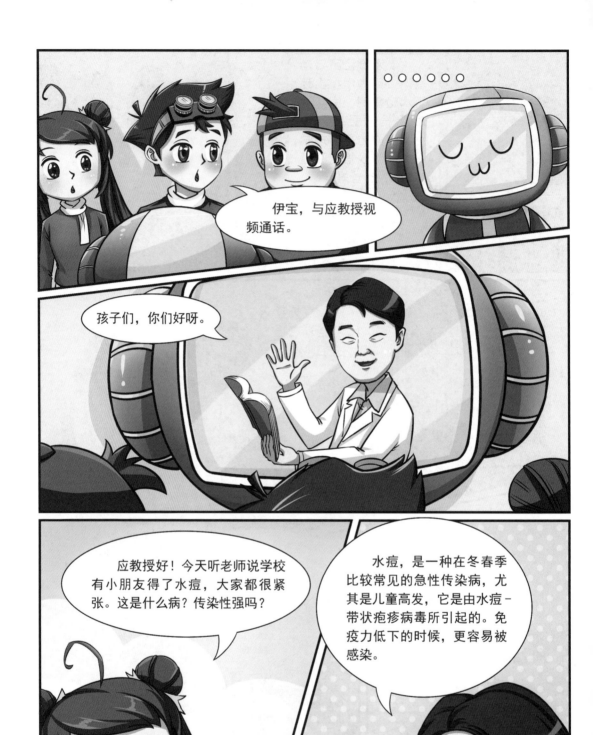

伊宝，与应教授视频通话。

孩子们，你们好呀。

应教授好！今天听老师说学校有小朋友得了水痘，大家都很紧张。这是什么病？传染性强吗？

水痘，是一种在冬春季比较常见的急性传染病，尤其是儿童高发，它是由水痘－带状疱疹病毒所引起的。免疫力低下的时候，更容易被感染。

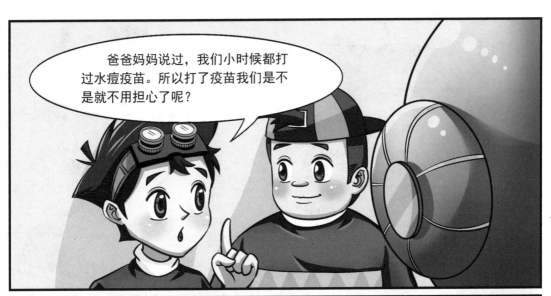

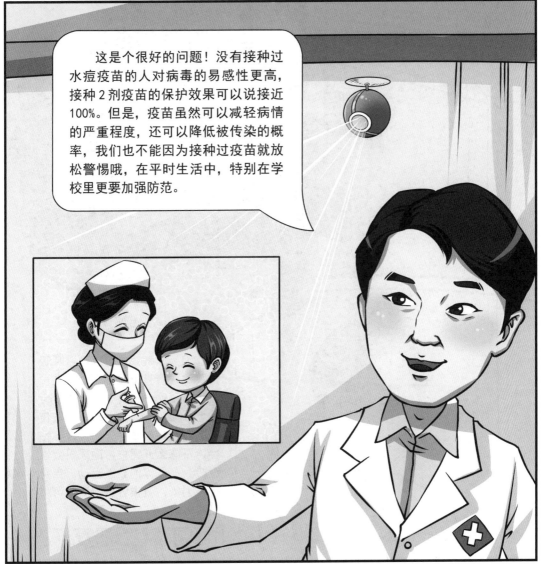

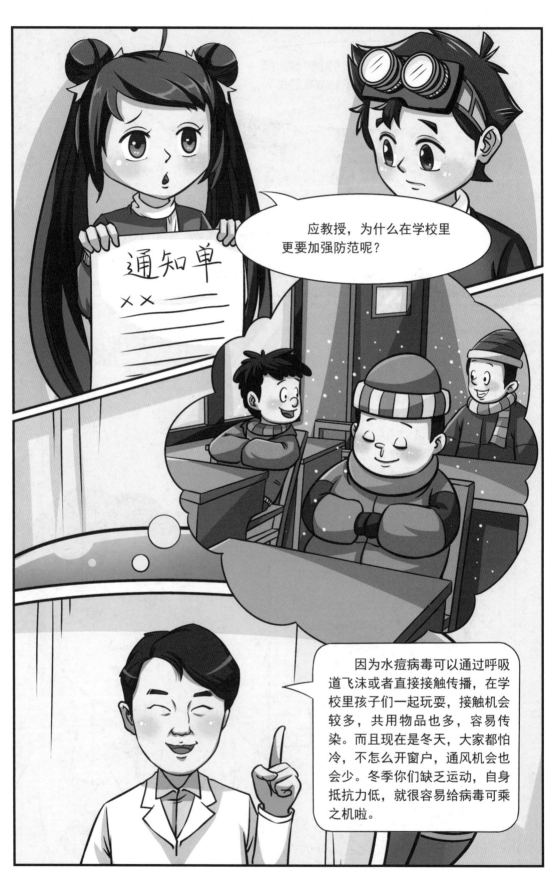

应教授，为什么在学校里更要加强防范呢？

因为水痘病毒可以通过呼吸道飞沫或者直接接触传播，在学校里孩子们一起玩耍，接触机会较多，共用物品也多，容易传染。而且现在是冬天，大家都怕冷，不怎么开窗户，通风机会也会少。冬季你们缺乏运动，自身抵抗力低，就很容易给病毒可乘之机啦。

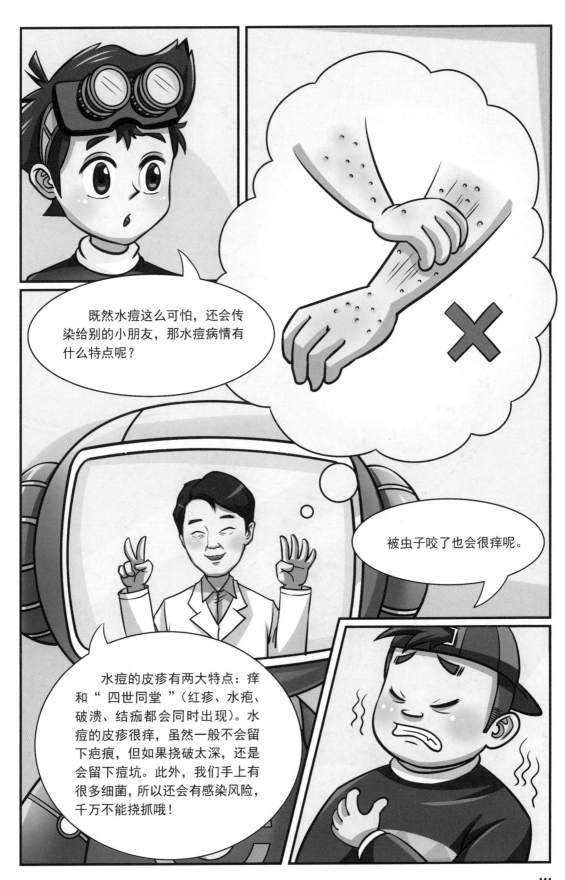

既然水痘这么可怕，还会传染给别的小朋友，那水痘病情有什么特点呢？

被虫子咬了也会很痒呢。

水痘的皮疹有两大特点：痒和"四世同堂"（红疹、水疱、破溃、结痂都会同时出现）。水痘的皮疹很痒，虽然一般不会留下疤痕，但如果挠破太深，还是会留下痘坑。此外，我们手上有很多细菌，所以还会有感染风险，千万不能挠抓哦！

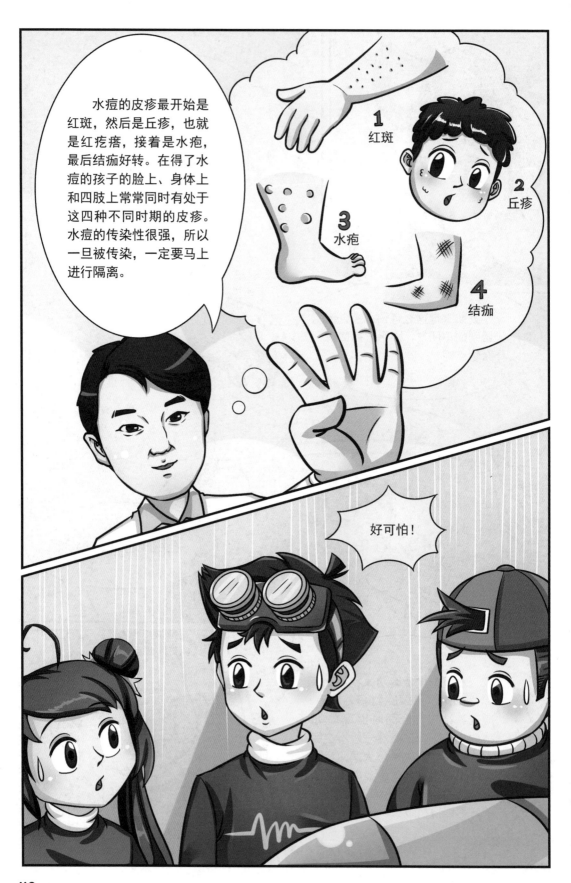

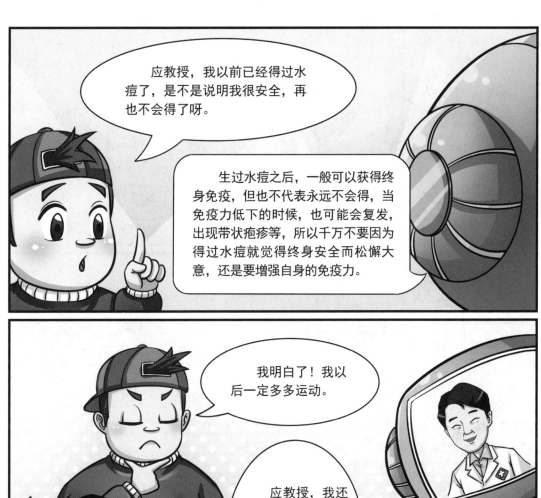

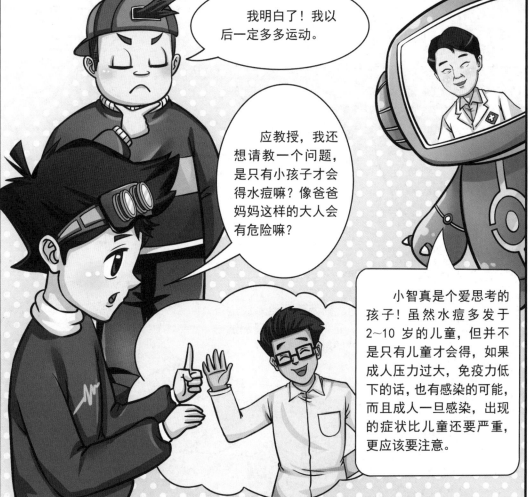

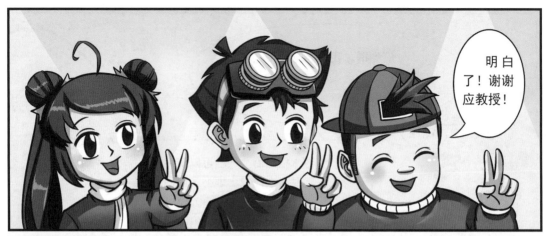

明白了！谢谢应教授！

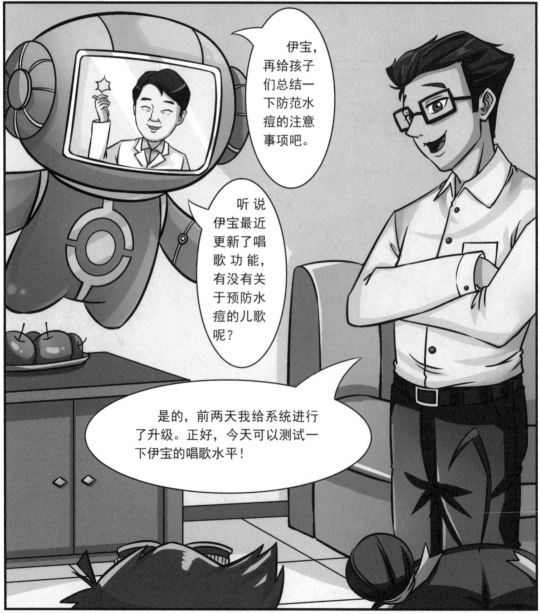

伊宝，再给孩子们总结一下防范水痘的注意事项吧。

听说伊宝最近更新了唱歌功能，有没有关于预防水痘的儿歌呢？

是的，前两天我给系统进行了升级。正好，今天可以测试一下伊宝的唱歌水平！

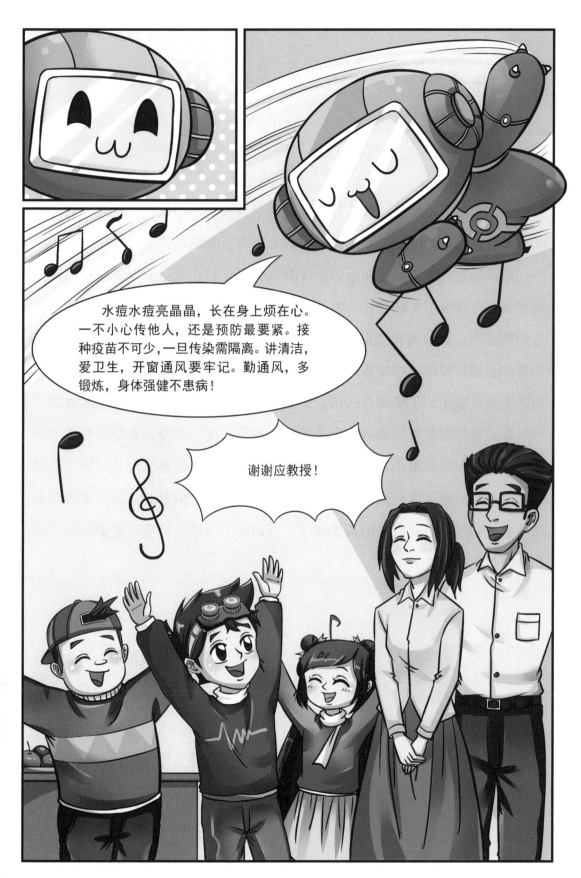

后记

亲爱的读者：

当读到这篇后记时，相信你已经跟随小智和他的小伙伴们一起学习了解了常见传染病防治的相关知识，不知你是否有所受益呢？

健康是生命之基。为提升青少年群体健康素养，复旦大学健康传播研究所和上海市学校卫生保健协会共同策划推出了"健康智多星"青少年健康科普系列丛书，聚焦传染病防治、眼健康、口腔健康等青少年重要健康领域，邀请沪上相关领域的权威专家作为主编和漫画主角，带领读者一起在轻松幽默的漫画故事中，了解健康知识，树立健康理念并主动践行健康生活方式。

在"健康智多星"系列主角小智和小伙伴阿虎、萱萱、智能机器人"伊宝"充满乐趣的故事中，会遇到与我们生活息息相关的各种健康问题。如果你对书中的故事还意犹未尽的话，欢迎你继续关注"健康智多星"青少年健康科普系列丛书。期待我们再次携手，一起踏上探索生命奥秘的新旅程，迈向幸福快乐的健康人生！

"健康智多星"系列编委会

2024年3月